医の哲学の世界史

「浄化する魂」の軌跡

向井豊明

れんが書房新社

医の哲学の世界史＊目次

医の哲学の世界史

——医学の生成：「浄化する魂」の軌跡

序章

いまさらどうして医学と哲学の関係を論じなければならないのか。ようやく哲学から独立し科学となった医学にたいして、すでに反省の諸テクストにより埋め尽くされた間隙を縫ってまでも、なおも観念的に論ずることの意味があるのか。受けた打撃に追い討ちをかけることは、もはや医学の権威を失墜させ、医学技術の発展を妨げるだけではないか。医科学形成の思想史か、効用あるいは反省の精神論か、いずれにせよありきたりな試行は、医学思想の伝統のテクストを冗長的になぞるだけで、徒労に終わるか、結局は医学の非科学的な退行を促すか、であろう。まして、論の射程を医科学誕生の経緯を有する西洋史に限定するならともかく、あえて世界史という枠組に拡大するなどと、そのような設定が、何ゆえに必要とされるのだろうか。そこにはまたぞろ哲学的な歴史物語を創作しようとする意図が隠されているのではないか。

本書の題名を見て、医学イコール「医科学」と信じる「常識」的な識者たちならば、そのような素朴な不信感や疑問および危惧を懐くかもしれない。しかし著者が意図しているところは、そのような疑問や感覚を持ってしまう識者たちが、すでに絡めとられている「常識」の罠や「誤解」を明らかにし、そのような「常識」を醸成し撒布してやまない「知識の牙城」を崩していくところにある。したがって本書は、ありきたりな思考様式の内部にその身を置きつつも、同時に外部に飛翔するイマジネーションに賭ける、そのようなスタイルを選択することになるであろう。

とはいえ、このテクストも医科学の生成とともに産み出されてきた、幾多の伝統の医の哲学および倫理学などの、反省の諸テクストとともにあることに変わりはない。したがって、それだけに「いまさら」という所感をもたれることは仕方のないことでもある。……しかし、とりわけ「『浄化する魂』の軌跡」という副題を注視するならば、そこには医学の専門家や医療の実践家たちが関わってきた、これまでの限定された医学医療の、またその下で反省を促す諸テクストの枠組を乗り越える視線や意志が織り込まれていることに気づくのではないか。敵・味方なき「ナイチンゲールの精神」や「国境なき医師団」が称揚されるように、ある意味、医学の歴史も医療の営為も、人類の共生への意志の表出であり、その証言でもあったはずである。『医の哲学の世界史』は、その検証を通して、つねに未来の医学と哲学との共軛関係にあることの喚起を促すことにこそ本分がある。この点に留意するならば、当テクストはおおよそ狭い領域の限定された局面にのみかかわる、そのようなありきたりな試行にとどまることはないのである。

残された問題は、したがって、多くの識者たちをも巻き込むであろう、「歴史物語の創作」を暗示する「世界史」という言葉や観点にたいする用心深い不信感にいかに応えるか、である。鳥瞰的、記念碑的な、いわゆる一般の教科書風の「世界史」とは異なり、哲学や思想の領域において語られるその語彙には、観念的で余りよい響きがない。それは戦前戦中の高山岩男ら京都学派によって展開された、大日本帝国中心の「世界史の哲学」[1]や、西洋中心のパースペクティブからなるヘーゲル・マルクス主義系譜の「世界認識」および歴史観などが重なってイメージされるからであろうか。なおも、現代哲学の最も忌み嫌う尊大な「体系」指向が、あるいはすでに破綻したはずの「大きな物語」のイメージが、依然として「世界史」という言葉に張り付いたままなのである。……しかし、その使用の拘りのなかには、そのような負のイメージを払拭する志向性こそあれ、一点に帰趨する（たとえば自民族・国家中心の）体系化指向性や物語創作の嗜好性はない。ただ、そこには従来の「世界史」の、とりわけ日本思想史上における、「近代の超克」が「近代の獲得（徹底）」とともにいかなるかたちで新しい世界史像を享受し、展望すべきかという、そのような課題に対する明確な意識はある。したがって、この試行は、共時的な「解釈」に重心が置かれるが、ただたんに世界史の特権的領域（たとえば東西思想史）をシャッフルして客観的に語る、というような安易な、アカデミックな関心に基づくことにはならない。

そもそも日本史とは、思想史的には、アジア史と西洋史の交錯、混融のなかで培われあるいは翻弄された、際立って縮図化された世界史であったと言えるであろう。日本人たる「わたし」の現在とは、そのような際立った世界史に立ち合っているという運命的な「特権」性においてある。このような自覚は、いかなる哲学的および思想的営みも、神話を前提にした独立系の内部においてではなく、「世界史」のなかで遂行されるべきことを要請する。それは、いうまでもなくたえず「外部」へと飛翔することで、既成の専門の内部から語る従来の「比較」を事とするパースペクティブを破壊することと、またいずれの極にも巣くう既得権に安住する権威あるテクストを破壊することなど、大胆な志向性を示す営為となる。したがってそこでは、再「構築」への思惑があったとしても、安易に「折衷」「融合」「止揚」「総合」などといった方法に結びつくことはないであろう。

　もちろん、たとえば「西洋と東洋」という限界枠、すなわちそのような空間の制約や場の規定性は甘受せざるをえない。破壊してもなおもつきまとう型通りの分離法的な歴史認識。しかしせめてそのような方法や認識を克服しつつ、あくまでも独自の歴史性の絡む文明の交錯する台座において、ラジカルな哲学的な問いを投げ、思索を深めることは可能である。具体的には、思潮の領域や論の射程を可能な限り拡大し、社会実存的観点から、先ずは医の哲学の系譜を明らかにしていく。そして新たに開示されたパースペクティブの下で、来る医学および医療のかたちを模索し、医の目指す社会像を展望する。この最後の構想の筋書きは、ポスト構造主義以降の「停滞」する思想状況をも打開するという課題に応える暗黙の企図も絡んでのことだが、そして医の哲学こそがその課題に応えうるキーとなるという理解があってのことだが、いずれにしてもそれは現代社会を席巻する西洋的知を相対化する「世界史」のなかでしか成就することは不可能であろう。

西洋文明の下で誕生してきた医科学に支配され、西洋中心の「知」のドグマにとらわれた科学と非科学の両極を棲み分ける現代の医学的常識。しかもその反省としての医の哲学もまたそのような西洋文明の土壌において芽生えてきた思想的系譜の内にあり、それゆえに現代の人々は、硬直した医療および社会の現実から抜け出せないままでいる。直接的には、このような自覚と反省が本書の厳選された表題となり、執筆の主要な動機となっている。

なおそこには二つの私的な動機も絡んでいる。一つは、著者は十年ほど前に『医療と医学の思想』という本を著し、その中で哲学と医学の相互関係について触れたが、関係の深遠な構造にまで立ち入る余裕がなく、結局は内部の分離思考方式を乗り越えることができないままに、現代の哲学的および医学的な課題に応えるための大きな一歩を踏み出すことができなかった。そのような著者の忸怩たる反省の思いがあったこと。もう一つは、自らが二十数年間医学・医療概論なる科目を担当してきた医療系の専門学校が今季限りで閉校になり、教育がストップするという、またトータルで三十年間近く医療の現場で多くの問題や矛盾を感じてきたという、そんな著者の複雑な思いや体験が関わっている。いずれにせよ諸々のことが著者の背中を押し、ある意味総括として、現在浮き彫りになっている医療・医学の問題や課題について、その背景を問い詰め、新たに思考を深める気持にさせた。態勢は、したがってあくまでも哲学することにあり、取り扱う領域はそれゆえに技術的なことから倫理的、哲学的、さらには宗教的な事柄に至るまで広範囲にわたるが、基本的には、思考様式と医学・医療の構造的な関係の究明に焦点が置かれる点では変わりはない。

ところで、日本での「医の哲学」は、医学・医療を哲学的に反省する学問として定着してきてはいるが、今なお大学の哲学[2]との協賛、すなわち権威ある文献の援用や「翻訳」を中心とした学問に留まるか、巷での医療を愁うる受けのよい手軽な宗教的および道徳的な議論に終始するか、であり、皮肉にもそのような営為は、いずれも現代的な課題をラジカルに問う気風を疎外する傾向にある。純粋培養の中で育まれた権威あるテクストに群がる評論は散見されるが、現実社会を鋭く抉る議論は余り見られないのもそのためではないだろうか。医の問題は、現実社会を直接反映する切実な課題である。したがって医を問うということは、現実社会を生きる自らが「哲学する」ことでなければならない。医療・医学の問題や医の本質を問うということは、そういうことなのだ。少なくとも本書は、そのようなスタンスで取り組まれていることを断っておきたい。

序章の最後に、これから展開する医学と哲学の世界史のドラマ、そのおおまかなストーリーについて述べておこう。なお、ここであえてドラマという表現を用いたが、それは「創作」ではなく「解釈」であること。また揶揄や茶化しの軽はずみからではなく、むしろ医療や医学の重さを身に染み入るゆえであること。すなわち、その使用には、実証主義的業績中心史観、アカデミックな比較史観および進歩主義的史観によって、おそらくは狭隘化され聖域化された「医の世界史」を生活世界に呼び戻し、生活感覚のレベルから改めてその意味や意義を再考し翻訳し直すという思いが賭けられているのである。したがってそれは型通りの栄光の道を辿る物語とはならない。「浄化する魂」の軌跡が同時に「奇跡」であったとしても、それ自体が、世界史のなかで魂と身体の織り成す、まさに憂愁と覚醒のドラマであり、当テクストでは、そのような世界史のドラマの重厚なストーリーを読みとり、何よりも明瞭に表現することに努力が注がれることになるであろう。ストーリーおよびテーマに準じ、章ごとに要約を添え、注釈を重視したのも、そのためである。ストーリーの大筋は、したがって、章別の要約に目を通すだけでも、かなりの程度に理解できるようになっている。また、章別の（注）における諸々の言説やテクストに基づいた格別な用語の説明、解釈、捕捉、さらにはそこに発する大胆で斬新な構想や提案は、ストーリーと読者を結ぶ、あるいは両者を支える背景や基盤を明瞭に際立たせるであろう。

　しかし何よりも、当の主役である魂や哲学や医学の、その複雑な相互の深い構造的な関係を理解するためには、全文を読み通すことが大前提となることはいうまでもない。そこでは、ポジティブにせよネガティブにせよ、いずれの展開においても、とりわけ「初心者」にとっては、驚きの発見の連続となるであろう。たとえば、実は宗教的直観や霊魂説が医学形成の端緒となった、医学は哲学の申し子であった、生命の哲学が解剖生理学を生んだ、そして科学という新たな「哲学」がかつての哲学と医学を無関係の関係にまで根本的に変えた、などなど。このような驚きの発見には、いうまでもないが、とりわけ哲学と医学の秘められた関係の内部へ深く分け入り、両者の蜜月時代から今日の疎遠な関係に至る道筋を明らかにし、新しい相互の出会いの可能性を模索する、著者自身の独自の解釈と営為に基づいたドラマ仕立ての構成が「誘い水」となっている。したがって、本文を通して、著者自身の取捨選択に関わる意味と必然性をいかに読みとることができるかが、ストーリーのメインテーマを理解するキーとなるであろう。

「現在」を学び「未来」を展望するためには、「過去」の歴史を学ばなければならない。いかなる所論も、それがいかなるスタイルを選択しようとも、この鉄則を踏まないわけにはいかない。そこでは観念的な解釈を極力避け実証主義的な記述やテクストが重視されるであろう。しかし、繰り返すが、重要なことは、あくまでも著者自らが、たとえば医療の状況の「只中にある」という自覚にある。そしてどの程度にその只中で生き反省し考えていくかである。その差異や相異が、歴史をとらえる射程や解釈に大きく反映し、その人の議論のレベルおよび特性を規定する。極論するならば、歴史が多くの曖昧な、反対にいかに厳密で正確な追体験や記憶の記述に支えられていようとも、著者の実存的な態勢しだいで、それが「真実」や価値あるあるいは「虚偽」や無価値のテクストのいずれにもなりうる、ということ。したがって、著者の所論は、価値に根ざした推測と「主観」の産物にすぎないという額面的な最後の審判を受けるであろうことに関して、自らが決して危惧するものではないことを断っておきたい。

【注】

(1) そもそも「世界史の哲学」とは、「近代超克」論の哲学的基礎づけおよび体系化という暗黙の了解の下に、近代ヨーロッパ的汎世界化により形成されつつあった「緊密なる世界空間」を東洋的、アジア的観点から批判、打倒、超克を哲学的に試行するものであった。問題は、そこで展開された「世界」とは、当時の「大日本帝国」イコール「大東亜共栄圏」、すなわち植民地支配の世界にほかならず、その試行は当初より帝国主義世界大戦の遂行という任務によって動機づけられていた、という点にあった。(拙著『新・世界史の哲学』近代文藝社、一九九六、一一〇~一一一頁参照)。

(2) アカデミックな空間の中で、文献学中心に「専門」という名の個別の、狭い領域を研究する権威ある哲学のことを表現している。それは、シュペングラーも言われるような、思想の弱体化した、講壇哲学や書斎哲学にも匹敵する。そのようなテクスト群は、おおむね、緻密にして概括的、理念的、革新的にして現実的、実証的にして観念的な、まさに多様かつ自由なスタイルや態勢を示しつつ、実は自らの身体や知の下部構造に疎い、それゆえに権威あるテクストの拡大化に貢献しつつ、解釈学的な既成(暗黙)のクライテリアからはみ出るものの排除を促す、まさに「保守」的な態勢を示す。

第一章　哲学の申し子としての医学

1　人間は宇宙の模写

古代ギリシャ最古の医家アルクマイオン（BC五〇〇年頃）が「人間は宇宙の模写」と喝破した、と言われている。彼は、三平方の定理の考案者で、古代数学者として名の知れたピタゴラス（BC五七〇〜四九七年頃）の弟子であった。ピタゴラスは、オルフェウス教[1]の影響のもと自らの教団を創設するほどの宗教信仰者でもあったが、彼の信仰は、神のロゴス、数論すなわち「数の形而上学」によって支えられていた。医家たるアルクマイオンの眼には、したがって人間の身体もまた、数的神秘の宇宙世界として映じたのであろうか、それともあえてそのように解釈しようとしたのだろうか。

いずれにしても、このようなアルクマイオンの宗教的直観および理性的観察眼がヨーロッパ医学の端緒となった、というと、余りにも奇異な物言いで、驚かれるだろうか。突飛な表現ゆえに、確かにこの点について今までことさら指摘されたことはなかった。しかし、彼が医家として、視神経を記述し知覚的な中枢を現在の大脳辺りに置いてとらえたのは、おそらくは不死の、宇宙にあまねく魂が、神秘を映し出す瞳を介して、その奥底に映ずる頭蓋の世界と深い交流を持っていると直観したからではなかったか。〈眼は口ほどにものを言う〉というような諺があるが、ヒトのみならず生きとし生けるものの眼は、口に出さずとも深い真実を語る威力を持っている。とりわけ「死に行くもの」の切迫した、あの愁いを含んだ眼には、いかなる口舌もおよばぬほどに人の心の奥底に訴えかける力が宿っている。

「まなざしの神秘」に着眼した、まさに医家としての独自の宗教的直観が脳―視覚を中心とした、換言するならば視覚的隠喩に支配されたヨーロッパ医学形成の端緒となった。このような解釈は、確かに仮説に基づくものではあるが、西洋医学の成り立ちや特質を考える上で、特筆すべき観点であることを、あえて強調しておきたい。

以上の仮説の信憑性や意義については、後々検証および論究していくことにして、ここではそのための予備的な知識として、医学形成の端緒ともなったいわゆる宗教 religion について一瞥しておきたい。先ずは宗教の定義づけだが、そもそもその範囲および境界が非常に曖昧であり、自ずと困難に遭遇する。とりあえず一般的な概念に従うならば、宗教とは、内包的には絶対的他なるものを信仰する精神的、身体的所作、およびそのための教義を意味し、外延的にはキリスト教や仏教およびイスラム教など、一定の体系の確立している普遍的な宗教の総称と言い表すことができようか。しかし、このような常識的な関係概念はいくぶん誤解の上に成り立っている。たとえば絶対的存在を立てない仏教原理は、後の亜流たる浄土教を別にするならば、前述の内包的な意味を示すような宗教の概念にはそぐわない。その点では、むしろ、「先史」時代より現代に至るも、神秘的、霊的な仲立ちを行うような呪術的なシャーマンなどによる精神的、身体的所作のほうが、偶像的であろうとも絶対的他者を信仰する点では、仏教よりも宗教的と言えるであろう。

そもそも宗教の定義づけおよびその他のイデオロギーなどとの線引きに困難性を覚えるのは、一体どこに原因があるのだろうか。それは、実は概念形成において、本質の洞察を欠いたままに、たんに内包と外延が相互に前提されることにあるのではないだろうか。「宗教とは何か」に応えるためには、何よりも先ず、前提および概念よりももっと手前にある、本質および原点こそが問われなければならないのではないか。となればいわゆる「発心」と「覚醒」、すなわち苦悩や不安からの脱却・救済と無限（宇宙）的直観。この類的本能と共生的意志および脱自的覚醒の発露・表出にこそ、宗教の本質があると言えるのではないか。ならば、絶対的他なるものの信仰とは、たんなるその一つの様式（特殊性）でしかなくなる。医療が宗教的心情の内部にあるのは、まさに宗教がそのような本質を共有していることの証であり、そうであるかぎり仏教であれ、神秘性の強い呪術であれ、いかなる教義も、まさしく宗教と呼ばれるにふさわしいのではないか。呪術といえども、魂の救いと同時に身体的な病気からの快癒にかかわるなど、「宗教」と「医療」が渾然一体になっている点でも、「覚醒」の不透明性にもかかわらず、宗教の本質を分有していると言えるであろう。そこには連続せる質や量の差異があっても、もともと明瞭な境界などはないのである。

なお宗教が医療に及ぼす「効果」という点で、宗教的、心的な慰安が肉体的な治癒を導くことがすでに現代医科学により「実証」および「解明」されており、したがって宗教が医療の学的方法でもある医学の端緒になった、という解釈には、それなりに信憑性がある。ただし、医学の形成に直接かかわるためには、そこに独立したいくらかの合理的かつ実在的な解釈が必要となるであろう。学問的な形成において、一般的に神秘性の強い宗教[2]は負の作用を及ぼすが、一定の論理性や実在性を伴う宗教思想や哲学は、より大きな原動力となりうるのである。しかし問題は、たとえそうであったとしても、「合理性」の重点の置き方次第でいずれの作用因ともなりうる、という点にある。たとえば、神秘性に重心のかかる中世ヨーロッパ社会における教父哲学やスコラ哲学などの、いわゆるキリスト教哲学と当時の医学との関係のように、神秘的な教義が哲学を全面的に呑み込んでしまうならば、宗教思想および哲学といえども、むしろ医学の展開を阻害する負の作用を及ぼすことになろう。

いずれにしても宗教の影響力は広汎である、ということ。諸学問の出発点は哲学にあるとか、哲学的思考こそが科学や医学の端緒となっているということは、よく言われる。確かに学問形成の体系的な面で哲学の果たす役割は大きい。しかし、その哲学の端緒になっているのも宗教的直観や思想であるということに、もっと注意が払われてしかるべきであろう。事実古代西洋においてだけでなく、今日に至るまで、宗教および宗教思想との関係を抜きにした哲学は存在しなかった。仮に唯物論が宗教的唯心論の否定のうちに成り立つとしても、それは、否定するという関わりにおいて成り立つ「観念」であるという意味で、宗教的直観や宗教そのものが自らの哲学や思想をつむぐ上での大きな契機になっていたことに変わりはない。要するに、宗教的直観および思想が哲学形成の契機となり、その線上に芽生えてきた合理的かつ実在的な哲学体系を介して自余の学問形成の間接的な端緒になったという、そのような了解がそこにある。……いずれにしても宗教の力にもっとしかるべき照明が当てられるべきである、ということ。

宗教の力は、周知のように、古代ギリシャのみならず古代文明社会の至るところで発揮された。とりわけ古代東洋文明、中でもインド社会において、インダス文明の黎明期（BC三〇〇〇？～二〇〇〇年頃）およびヴェーダ・ブラーフマナの時代（BC二〇〇〇～八〇〇年頃）から、大乗仏教興隆時代（BC一五〇～AD六五〇年頃）までの長い間、宇宙論的宗教観が生活や思想のすべてを圧倒していた。そこでは、宇宙と一体となって生きる個の生き方が説かれ、あまねく自然現象は、想像的で観念的な世界すなわち人間の内面的な事柄に還元され、哲学も含めすべてが宗教一色に染められていた。したがって古代インドの宗教思想や哲学には、「人間は宇宙の模写」というような、人間を「まなざし」を介して対象化してとらえるしこう（思考、試行、志向、至高、指向、嗜好）性に疎く、「宇宙は人間の心を投影する鏡」というような内的な憧憬および覚醒が核心をなしていた。神秘的で脱自的な宗教である点では、オルフェウス教やキリスト教との類似性をもつが、絶対的な真理が数学的な原理や創造主といった明確な実体的な概念を伴うことなく、ひたすら宇宙的観念との一体化のみが説かれたため、数的にはゼロのみが、そして宗教的直観としては無・無限が、主たる感性および覚醒を支えることになった。もちろんそこには内面的な深い洞察とともに、ときに自然実在論的な哲学的洞察を伴うこともあったことを付記しておかなければならない。

宇宙と一体になる宗教的な感性が重視された点では、古代中国文明においてもまた古代インドと類似の思潮を呈していた。ただ中国の古代思想は古代インドほど観念的および内面的ではなく、むしろ古代ギリシャ風の「人間は宇宙の模写」という客観的な感覚に近いものもあったと思われる。しかし、思想的には、やはり古代インド類似の、宇宙と一体となって生きる個の生き方および観念的融合の感覚が重視され、したがってそこでは、内外および主客の、いずれの極性にも偏することなく、絶対的な他なるものを立てない非・神秘的で、しかも客観的で融合的な中国独自の宗教思想が築かれることになった。

現在では、宗教といえば、一般的に自得の世界および教義を敷衍（布教）する、いわゆる心の覇権を目指す神秘的かつ政治的なイデオロギーという面が目立つが、本源的な宗教にふさわしい人生観と宇宙観的覚醒に根ざした古代東洋の宗教思想および哲学には、そのような「覇権への意志」はほとんど見られなかった。厭世的というよりも、人間が「かけがえのない存在」であればこそ他者を手段として扱うことはありえなかったからであろう。したがって、医療においても、生身のかけがえのない存在とのかかわりが優先され、おおむね医療が「宗教」上の手段になることはなかった。すなわち医が宗教的心情の内部にあったとしても、おおよそ医療の目的が「宗教」的な目的にすり替わることはありえなかった。

古代ギリシャの宗教思想にしても、「発心」と「宇宙的覚醒」という点では、宗教の本質からそれほど大きく逸れていたわけではない。とりわけオルフェウス教は、神秘的かつ観念的ではあったが、しかし宇宙論的な直観に基づき、しかもかなり整った実在論的な教義体系をもっていた。問題は、その実在論が魂論すなわちピタゴラスおよびその徒による魂 psyché：プシュケーの不死と転生および浄化《カタルシス》なる「神話」思想に基づいていた点にある。それは、古代インドから伝播したと思われるいわゆる輪廻転生説の独特の謄写版であった。すなわち、本来神性（不死）であった魂が、人間が前世で罪を犯したために牢獄のごとき肉体に貶められ、人体の死後には諸々の動物の体に移り住み輪廻転生を繰り返す、そのような迷妄の輪廻から魂の神性をとりもどすために、魂浄化のための清浄な倫理的修行生活が求められる。古代インドでも、同様に罪業により陥った輪廻Samsāraからの解脱修行が強調されたが、神聖なるロゴス（合理性）とは無縁であったために神話的宇宙観とは結びつくことがなかった。しかしオルフェウス教は、魂の浄化が絶対的真理の法すなわち感覚を超えた宇宙や自然の数理（形相）的調和の神性と結びつき、不浄な肉体と浄化する魂との、二元的神話の物語を形成することになった。その結果、そこでは人体は調和する宇宙および自然の真理を宿す宇宙の模造になるとともに、魂の上昇によって浄化されるべき、さらには魂の神性を証明するためだけの、質の悪い「牢獄」および「汚体」ともなった。

アルクマイオンは人間を宇宙の模写とみなし、人間のまなざしに神秘を感得したが、それは宇宙の真理や摂理を反映する「結節点」として、眼のはたらきに注意を払ったのであり、肉体は、あくまでも宇宙の真理のまなざしをもって対象化（物化）されるべき下位の存在にすぎなかった。彼が人体の解剖を抵抗なく実施したのも、身体を物化して観察することを是とする、そのようなピタゴラス教団由来の思想的背景があったからにほかならない。人体を手段として神性たる宇宙調和を証明するために、合理的すなわち数学的および幾何学的解釈と解剖が、まさしく医のまなざしを介して必然的に要請されたわけである。そこでの医の慧眼および目的は、したがって医療することに向けられるというよりも、密かに宗教的であったとも言えるであろう。要するに、「浄穢」の二元的な神話思想が人体にたいするまなざしに反映され、医のまなざしの即物的な精度が魂の浄化すなわち救済の確かさに二重化されるという、まさに宗教と医の間のアイロニカルな関係が、ともすれば医療の目的が「宗教」的な目的にすり替わるという、そのようなありえない可能性をもはらませることになったのである。

いずれにしても、このようなアルクマイオンによる、絶対的および合理的な宗教思想および二元的神話に根ざした身体観および医の態勢が、後のヨーロッパの医学形成における最大のメルクマールになっていくというこの重要な仮説に、またそこに発生した身体観および医の哲学における東西間の根本的な差異こそが、まさに「医の哲学の世界史」の重要なテーマになるということにたいして、宗教の学問形成における影響力の大きさにたいすると同等の格別の喚起を、この節の締めとして繰り返し促しておきたい。

「人間は宇宙の模写」という言葉を聞くまでもなく、おおむね人の生命は神秘的であり、また不可思議な現象でもある。東西文明の間に横たわる宗教的および身体的な解釈や重心の置きどころの相異は明白であるにしても、このような感覚的な実感あるいは宗教的な直観にはさほど大きな開きはないのではないか。医の宿命は、したがって医療上の使命感と宗教的関心および好奇心との絡みや葛藤の中で、共生的意志および「理性」を持って、生命の了解や解釈へ、また身体が宇宙および自然とアナロジーであるという感覚をもって、すなわち宗教から哲学へ、そして医療から医学へ、身体へのさらなる哲学的および医学的解釈に赴くことになる。

2　哲学の曙

世界史の最早期において宗教が哲学的な思索と濃密な関係を見せたのは、おそらくは古代インド文明においてであろう。宗教哲学として独自のかたちをとりはじめた時期を特定することは困難であるが、哲学を知に力点をおく現代的な意味から判断するならば、インド哲学史では、おそらく「かの一なるもの」(3)に見られる雑多な神々を原理的に統一しようと努力する、リグ・ヴェーダにその萌芽を読みとることができるであろうか。ただし体系的な面に力点を置くならば、前述のヴェーダからブラーフマナ、さらに古ウパニシャッド時代（推定BC八〇〇～五〇〇年頃）に至る、宇宙と自我との内面的合体を説く、アートマンとブラフマンの思想から梵我一如の哲学の形成(4)まで待たなければならない。なかでも古『ウパニシャッド』思想は、時代をまさに画期するほどに哲学的および体系的な思索に優れ、以後インド思潮の中心となっていった。ちなみに現代世界に大きな影響を及ぼすことになった仏教思想および哲学は、当時のインド思潮においてはそのような古『ウパニシャッド』哲学の圧倒的な影響力の下で傍流に甘んじ、また、後の世界化が後者の哲学の核心をも捨象することで実現していくというまさにアイロニカルな運命に甘んじざるをえなかった。なお、この「問題」については、医学誕生にかかわる次節で、もう一度具体的に触れることになるであろう。

さてインドの哲学は、宗教哲学として始まったことからも、いきおい思索は内面的、精神的および観念的な性向を示すことになった。もちろん、そのような全体的な特性および傾向のなかでも、実在的および唯物的な、また処世術的な経験を踏まえた思想や哲学も見られた。とりわけ古ウパニシャッド時代において、たとえばシャーンディルヤは、森羅万象を梵とみなす一方で、人間の意志を重視し、個の心臓内にそのような梵を志向する人間の意志の生成を認めた。また、ウッダーラカ・アールニは、実有（Sat：梵我）により産み出された火・水・地の三要素に基づき、色（物質）や名（概念）を展開させ、食や呼吸、骨や肉、および尿や血の生成する生命世界を構想した(5)。さらには諸学興隆および仏教興隆の時代（BC五〇〇〜三〇〇）において、アジタ・ケーサカンパリは、人は地・水・火・風の四大合成で、実我がなく、ゆえに欲楽にしたがい生きるのがよいといった感覚的唯物論を説いた。人間を自然事象の生成および合成としてとらえるなど、いずれも人間身体を自然的な存在としてとらえる客観的態勢が見られた点で共通していた。医学の形成という点から眺めるならば、内面的および観念的な哲学よりもむしろこのような、ある意味実在的、唯物的な思想および哲学の果たした役割が大きいと言えるであろう。中でも、ウッダーラカ・アールニの思想の及ぼした影響は大きい。実際にも、紀元前八〇〇年前後以降に見られた、彼のような〈元素と欲望の実在論〉を背景に、いわゆる生命エネルギーを基調とした独自のインド医学が形成されることになったのである。

古ウパニシャッド哲学の時代と同期するようにして、古代中国においても類似の宗教哲学が芽生えた。明白な時期については、古代インドにおけると同様に、その特定は困難ではある。が、おそらくは周時代の易理法、[6] 孔子（BC五五一〜四七九）による仁の思想、および老子（BC五七九?〜四九九?）の道（無・自然）の形而上学的思索に曙が見られるのではないかと思われる。とりわけ、哲学的な思潮の形成という観点から言えば、易理法と老子思想の果たした役割は大きいと言えよう。なかでも前者は、中国最初の体系的な哲学を形成し、庶民の生活に大きな影響をもたらした点で、重要である。

易理とは、現代社会では、易学として吉凶を占うような呪術的なニュアンスをもってのみ語られることが多いが、当時それは、宇宙にあまねく非物質的な生命力すなわち陰陽なる「気」が分裂しあらゆる自然の事象を支配していく生成変化の知的な相をもって示されていた。学問的にも、老子の無・自然・道なる理念がその究極の原理とみなされ、生成変化の相は宇宙の根源たる無（太極）より陰陽二気（乾坤二元）が発生し、その二気が、自らが展開し、五行（水・火・木・金・土）なる物質的な構成をかたちづくり、さらに順次分裂を重ね、天地万物を形成し支配していく、というような、かなり体系だった哲学として説かれた。それは、敬天信仰という宗教的側面を持っていたが神秘的でも求道的でもなく、したがって内面的で主観的であるよりは、ウッダーラカ・アールニの哲学のように、むしろ実在的で客観的であった。天や宇宙はあくまでも外在的、憧憬的な存在にすぎず、それだけに哲学は観念的ではあるが客観的になり、ゆえに医学もまた、古代インド医学類似の、実在的な観念と「気」なる生命エネルギーを基調にして形成されることになる。

古代東洋のインドおよび中国の思潮において、水や火や風などの自然現象にたいする哲学的な言及が見られた。しかしその場合、多くは宗教的および観念的な思想の枠組のなかで把握され語られたにすぎない。古代ギリシャの思潮においても、類似のいわゆる宗教と自然哲学との渾然一体の論調が大きなウエイトを占めていた。が、そこには東洋の哲学とは異なる、純化された哲学的思惟が、さまざまな観点から投げかけられた。おおむね宗教が哲学形成の主要なメルクマールとなっていた点では、古代ギリシャの哲学も東洋の哲学とそれほど大きく異なるわけではないが、内実の独立性および多様性という点では、その曙において明らかに相異していた。

古代ギリシャ哲学は、古ウパニシャッド哲学とほぼ同じ時期に、タレス（BC六二四〜五四六）をもって始まったと言われている。それは、彼が自然現象を宗教的な原理からではなく、あくまでも自然そのものから、すなわち可視的で流動的な物質（水）を原理（アルケー：アリストテレスによれば質料因）として説明しようとしたからにほかならない。しかし、だからといってタレスを世界で初めて純粋に自立した哲学を成立させた唯一の哲学者とみなすのは、正しいとはいえない。彼の自然哲学もまた、知に忠実に問うスタイルを示していたが、物質に魂の内在する、いわゆる物活論《ヒロゾイズム》的思考に支えられてもいたのだ。この彼の哲学の両面性は、タレス以前の、宗教的思潮（ギリシャ神話やオルフェウス教など）と古代科学的思潮（東方由来の科学技術やユークリッド幾何学などに見られるギリシャの科学的思考など）を反映するものでもあった。その点から言えば、さらにまた古代東洋においても同様の自然哲学がすでに芽生えていたことを踏まえても、タレスをもって哲学の祖のようにみなすことは早計であろうし、古代西洋においても哲学の始まりを画期することは困難と言わざるをえない。

ただ、「知を愛する」という意味をもつ哲学という言葉の発祥地が古代ギリシャであり、その言葉に適した最も古い哲学といえば、やはりタレスの自然哲学になるのではないか。前述したように、タレスの哲学は一元的な物質を原理とし、自然を自然から説明していくという実在的な知に信頼を寄せるものであり、したがって自然事象を宇宙（万象）生成の要素として観念的に翻訳した古代東洋の哲学とは、またタレス以前の古代ギリシャの知薄き思想とは、明らかに異なっていた。この点が、おそらく彼が哲学の祖とみなされる最も大きな理由となっているのであろう。しかし、もう一つ想定される事由として、彼の原理探求の哲学的方法が、西洋形而上学における生粋の伝統のなかで、自らの重要な哲学的ポジションを獲得し、いずれヨーロッパ発の科学を産み出す内的な原動力となった点を挙げることができるであろう。

いずれにしても、タレスの哲学が西洋哲学および形而上学の端緒になったということ。この点については、哲学的方法もさることながら、価値と体系の両面形成の経緯から、いずれの肩入れもなくコミットしなければならないであろう。[7] おおむねタレスの哲学は後者の体系形成に関わることになったが、体系化への端緒となったという点でも、やはりその果たした役割は大きかったと言えるであろう。ただ、とりわけ形而上学の生成過程においては、価値や論理の哲学など、タレス哲学以外の哲学の関与が不可欠であった。古代ギリシャには、タレスの哲学とは異なった観点をもつその他のいくらかの哲学的思惟も芽生えており、いずれそのような多様な観点および思索を牽引し集約する、いわゆる統合哲学すなわち知の形而上学が要請されることになった。エンペドクレス（BC五四〇〔四九二〕～四七〇〔四三二〕年頃）は、まさにこの要請に応えた最初の哲学者であったと言えるであろう。

タレスの思索は、知を愛する哲学の原型をなすものではあったが、自然や「世界」の現象を知的に説明するには、すなわち知の学問的な形態としてはいまだ余りにも素朴すぎた。そこにいかにしても知の肉づけが必要とされたのである。そこでエンペドクレスは、タレスのものの原理を問う哲学的思索を軸に、独立し散在する諸哲学、すなわちヘラクレイトスによる万物生成変化説やパルメニデスによる有の論理説、さらにはピタゴラスの宗教的価値（倫理）説などの哲学的言説を集約し、事象の細大漏らさずの、知の説明原理と体系を打ちたて、彼独自の統合哲学すなわち形而上学を構築した。一体彼はどのようにして諸々の言説を集約し体系化したのか。彼は、先ずタレスの自然現象の説明原理であった一元的な質料元素（水）に、新たにパルメニデス的有なる三元素（土・火・空気）を加え、次いで各々の元素をヘラクレイトスの自然哲学に基づき生成変化（離散・集合・調和・統一）する要因（質料および基体因）にして万象の原理を構成し、さらに生成変化を促す原因（起因）として別に始動因[8]を配置し、それにピタゴラス由来の愛憎なる倫理的、価値的な二原理をあてた。

このようなエンペドクレスの哲学的営為には、体系化を好むアカデミックな態度というよりもむしろ、所与の哲学的課題にいかに応えていくか、といった彼の誠実な思想的態度が反映しており、その「成果」が、たんなる「寄せ集め」の空虚な玉手箱ではなく、伝統のヨーロッパ思想の大きな枠組を整える新玉の「形而上学」として結実した、ととらえるべきであろう。それだけではない。その成果が世界発の知的覚醒に連座するという画期的な役割をも果たすことになったのである。すなわち彼の結実させた大きな思想的枠組が、偶然にせよ皮肉であれ、外観的に古代東洋の自然哲学とまるで重なったのである。物活的観念性をはらんだ数個の元素により万物が生成変化するというエンペドクレスの構図が、インドのウパニシャッド哲学や中国の易理哲学の観念的な「自然哲学」に酷似したのだ。このような共時的な「出来事」は、世界史的には、まさに浄化の魂が覚醒する魂に昇華する、また感性的な覚醒が知的な覚醒をはらむ、そのような道程への「啓示」ではなかったか、と思われる。

とはいえ、内容的には、古代東洋哲学ではエネルギーは内在的であったが、エンペドクレスの生成変化説では、始動因（エネルギー：力）は人間の宗教的倫理的な行として外部からの作用によっていた。また、認識し、観察し、思考する主体を軸に、万物を対象化し、構成し、あるいはシミュレートしていく知のスタイルは、西洋哲学独自のものであり、エンペドクレスによる「有」の論理や原理（アルケー）の追究において、すでにそのオリジナルなスタイルが見られた。そこでは主として無を始原とする東洋的な融和の思考法と決定的にその台座を異にしていた。西洋的発想法においては、無から何かが生じることは、まさに論理的にありえないことであり、同じように万物の生成を説いたとしても、そこに東洋類似の生命の波動が認められるとしても、それはあくまでも外部において独自に展開する現象にすぎなかった。このような東西の「主体性」にかかわる相異および万物の現象にかかるウエイトの差異は、おそらくは視覚を中心とした西洋の哲学と、「心眼」を中心とした東洋の哲学との相異に由来する、とも言えるであろう。

ともあれ、世界史の、東西文明の哲学の曙において、類似の自然哲学が芽生え、知的な覚醒の道標となりえたという、また同時に両者に内在する知のスタイルの相異が、両文明の思潮の前途をも決定づけることになるという、このような運命を、一体医療・医学はどのように享受することになったのであろうか。

3　そして医学が誕生した

学問が現実の生活のなかから生まれてくるように、医学もまた日常の医療行為のなかで、技術と思索の熟成とあいまって形成されてくる。
古代文明において、哲学が学問としての体裁を整えていくなかで、日頃医療に関わる医家たちは、自らが対象としている人体の健康と病およびそのつくりとはたらきについて、体系だった納得のできる説明を求め始めた。〈万物の元素と生成変化〉の自然哲学は、そんな医家たちにとって大きな手助けとなったことであろう。そうしてまさしく自然哲学が医学の生みの親となったのである。もちろん、前述したように、同じ自然哲学といっても文明間で異なって顕われた。その相異や差異がそのまま医の哲学に反映され、そこで営まれる医療や医学のかたちを規定し、特色づけることになった。

以上の経緯を踏まえ、東西文明において、すなわち日本と古来より縁の深い関係にあった古代インドおよび中国の、次いでいずれ「世界の医学」に押し上げられるまでになった古代ギリシャの、それぞれの文明において生成した独自の医学思想および医学について、順次概観していくことにしよう。

古代インドの最初にして最大の医学書といえば、周知の『アーユル・ヴェーダ』である。そもそもサンスクリット語であるこの書名の意味は、「生き方の智慧」および「生命の知識」といった和訳にあたり、内容に関しては、宗教的、哲学的および医学的知見が渾然一体となっていて、医書というよりはおおよそ医や生命の哲学書といった趣を呈している。思想的には、純粋意識（無）のなかで宇宙の波動が起こり、さらにそこから順次空、風、火、水、地が生成し、さらにそれぞれが組み合わさってあらゆる事象および人体が構成されるという、そのような実在論的な自然哲学を基調にしているが、ポイントはこの五元素にそれぞれ生命エネルギーであるドーシャ[9]が内在しているとした点にある。医学的には、このドーシャがさらにカファ、ピッタ、ヴァータの三種類に分けられ、それぞれが、いわゆる腸や肝臓や肺など体内の各部位に配属されて独自のはたらきをつかさどり、いずれもが生命体に対して量的および質的変化に応じて正（健康）にも、負（病気）にも作用する、ととらえられた。医療者の仕事は、したがって、このドーシャのバランスを診断し、とりわけ増大し過剰となっているドーシャを減少させることが最大の任務となる。具体的な治療法としては、内外に通じるマルマ（七コ）やチャクラ（一〇七～八コ）などのつぼ（穴）に対しマッサージ（マルマ療法）が施され、またカファの関与する呼気こそが個人生命の中心という考えなどから、正しい呼吸を促すヨーガや瞑想などが推奨され、さらにまた医食同源の言葉の示すように、食の取り方を含めたライフスタイルのすべてが配慮された。

　以上のように古代インドでは、すべての生活のスタイルや智慧にかかわるいのち[10]の哲学が自然哲学に吹き込まれ、融合・有機的かつ予備・予防的な体質中心の医学が形成された、と言えるであろう。このようないわゆるホリスティックな医学は、現代の科学医学から見れば余りにも観念的で疎遠なイメージを与えるかも知れないが、しかしそれは東西身体観の本質的および次元的な相異に由来する、ある種錯覚でしかない。そもそもいのちの哲学とは、ブッダの「五蘊皆空[11]」なる心身一如の世界観に極まるような、対象化以前の「仮有」の相に基づいており、したがってインド医学は、正しくはいのちすなわち生命の実相の、その確かさに根ざす、ホリスティックな医学なのだということ。この覚醒と認識の意味および意義を十分弁えておく必要がある。

前節の「問題」を引き継いでの余談ではあるが、著者は、古代インドの、そのような「いのち」と自然の哲学の併存および融合した『アーユル・ヴェーダ』に見られる医の哲学こそが、思想・哲学の形成における不可欠の要素や観点を「告知」していたと思っている。そこには、いかなる生においても「身体性」と共存性をはずせないという、またそれゆえに実在論的な（唯物的かつ自然的）観点と、それを超えうる観点の両局面のいずれも捨象してはならない、という強いメッセージが隠されていた。その点から言うならば、仏教思想のもたらした功罪は明らかである。問題は、すなわち、空を基調とした仏教哲学の、その余りの思想的インパクトの強力性が、ウパニシャッド哲学の諸々の硬直した形而上学体系（梵我一如説、宇宙創造説、輪廻・宿業説、カースト制）を打開する一方で、肝心の継承すべき骨髄（実在性）自体さえも抜き取ってしまい、後のその面での思想的な展開を抑制してしまったということ。この点の反省を踏まえるならば、改めてインド哲学は、医の哲学に即して系譜哲学として見直される必要がある、と思われる。

なお、古代中国においてもまた、古代インド医学と類似の医学の形成が見られ、その全貌はおおよそ『黄帝内経』という一つの大医書に収められている。そこでは観念的ではあるが実在論的な易理哲学が援用され、身体のつくりとはたらきは『五臓六腑説』と「陰陽二気」を中心に説明された。具体的には、人体すべてが陰 Yin と陽 Yang[12] に分けられ、上半身が陽で下半身が陰、腹は陰で背が陽、また皮膚が陽で内臓は陰となる。内臓たる五臓六腑についても、五臓（肝・腎・心・脾・肺）が陰で六腑（胃・小腸・大腸・胆・膀胱・三焦）が陽となり、その五臓と連なる一二（一四）経路が外界に出入する体表辺りに三六五の穴（つぼ）が存在する。病気は陰陽二気の不調和によるものとみなされ、治療法としては、この穴を刺激し元‐気を高めるための針灸やあんまなどの物理療法を中心に、薬物療法さらには食や運動および休息による経験的な自然療法が重視された。

このような古代インドに見られると同様の、生命哲学と自然哲学が渾然一体となった易理哲学に基づく壮大なる医の哲学が、古代中国においては気の解剖生理的知見に基づく、病因（気の不調和）と治癒（気の補給）を基調にした、独自の医学の体系を構築させたのである。

以上示したように、古代インドと中国すなわち古代東洋の、一連の、対象化以前の、未分化の医の哲学においては、即物的な観察眼は後背に退き、解剖学的知見はおおむね観念的なものとなった。もちろん古代アジアの地方にあっても、いくらかは人体の解剖が行われ、外科技術もそれなりに発達していたと思われる。[13]しかしそれはあくまでも素朴な医療技術の範囲内においてであって、観念的な人体構成をベースにおく東洋医学のもとでは、その方面でのきわだった発展を見ることはなく、かなり抽象的な解剖図も長期にわたりほとんど修正されることはなかった。事実、古代中国の気の医学は、後に伝来してきた仏教の影響でインドの瞑想の医学が加えられたりもしたが、五臓六腑説にはほとんど訂正も加筆も行われることなく、長期にわたり中国医学を支え、支配してきた。くしくもそのような気の医学が仏教とともに日本に輸入され、手本となった医書が『諸病源候論』（巣元方）から『傷寒論』（張仲景）へ、さらに医術の担い手が僧医から儒医へと変遷したものの、西洋医学が採用されるまでの一千年もの長期にわたり、日本の医学をも支配することになった。

以上の東洋の医学にたいして、その成り立ちにおいて少し異なった様相を見せたのは、古代ギリシャ医学であった。もちろん後者においても、前者同様に、実在論的な自然哲学を人体の解釈に援用することによって医の哲学の体系化をはかった点では、すなわちその経緯および方法については基本的には変わりはなかった。

周知のように、古代ギリシャ医学の成り立ちの、その先駆的な役割を担ったのは、医学の父とも称賛されているヒポクラテス（BC四六〇〜三七〇?）である。彼の医の哲学および医学は、おおむねタレスの自然哲学とエンペドクレスの体系的な哲学に基づいていた。タレスのアルケー（水）とエンペドクレスの四元素と生成変化の説を基調に、ヒポクラテスは、四種の体液（血液・粘液・黄胆汁・黒胆汁）による調和・不調和の、いわゆる液体病理説を唱えた。調和・不調和の相については、彼は、それぞれの体液が量的なつり合いが乱されることで病気になるとみなし、健康であるためにはこの種の体液が調和するよう運動、睡眠、休息に心がけることが肝要であると説き、体の元来もっている自然治癒力を重視した。

ヒポクラテスの方法は、そのように、古代ギリシャの客観的な自然哲学を背景にしていたこともあり、徹頭徹尾自然主義的であった。健康と病気をあくまでも自然現象として観察し、医術から魔法を引き離し（たとえば彼は、てんかんは心霊によるものではないと指摘している）、医学の中に精気のようなものとか、霊性的、非物質的なものの介在を認めることはなかった。繰り返し強調するならば、それは、タレスに始まるおおよそ純粋な自然哲学的思索に依拠し、人間身体それ自体を小宇宙的かつ自然的存在として対象化したからにほかならない。心的道徳的なことがらも、したがって、彼は、エンペドクレスの配慮（人間の愛憎が始動因になり万物の生成変化に関与すること）を、あくまでも自然治癒力と区別して、身体のしくみとは別の人間的な行いとして、医の倫理として重視した。

医学をそもそもの総合的知の意味合いをもって定義づけるならば、ヒポクラテスの医学は、「医学」および臨床医学と呼ばれてしかるべきではあるが、しかし体系的な観点から眺めるならば、いまだ萌芽的な素朴な段階にとどまっており、したがって学問としての医学といえるかどうかは見解の分かれるところであろう。医学の父というよりも、むしろ医療の父とみなすべき、と主張する識者もいる。しかしそのように「医療」と言葉を変えたとしても、医療の概念自体も漠然としており、たとえば魔術で治療するスタイルをも医療行為となると、そのような置換もまるで正しいとは言えなくなる。ましてやその評価や議論自体が西洋医学史上の事柄にすぎず、そこではあらかじめ、学問的には遜色のない東洋における医学や医療が対象からはずされていることになる。まさに西洋科学文明中心主義に基づくある意味根拠のない議論というべきであろうか。もちろん、だからといって、このような批判は、西洋医科学のドミナント化した現代社会にあって、そのオリジナルな輪郭を顕現させたヒポクラテスの医学の果たした役割の評価をいささかも低めることにはならないであろう。

古代東西文明において、いずれも実在論的な自然哲学がベースとなり、医学のオリジナルなかたちが形成された。古代東洋の医学もヒポクラテスの医学も、したがって、その概観において、類似の医学的構図、すなわち体系的、概念的にも、両者とも元素（臓器および液体）と生成変化（健康と病気）を基調とした身体観、その生成変化を促す生命力（ドーシャ、気、自然治癒力）、さらに生命力回復に適した有機的な自然治療法（睡眠、休息、運動、食事、マッサージ療法や薬剤処方など）といった、同様のトライアングル的な様相を呈した。しかし、内容的にはそこには根本的かつ決定的な相違も見られた。それは、両者の自然哲学の特性に由来するものであり、とりわけ生命と身体にたいする解釈および了解の相異として現れた。

古代東洋において身体は、宇宙および自然と一体の、また自他の区別以前の、互いに交流する、まさしく心身一如の直観像としてイメージされた。経脈および体表のつぼ（穴）を介して、観念的で非物質的な、宇宙にあまねく気やドーシャなる生命エネルギーが体内臓器と交流し、身体全体をコントロールする。身体が自然と同様に自立的に生成変化するのではなく、あくまでも主体は内外を貫く生命的なエネルギーにあった。他方西洋においても、物活論的な考えを伴っていたことから、人体の内部構造にたいして完全なる物質的な観点を把持していたわけではない。しかし、ヒポクラテスの体液は体内の生成変化をつかさどり、身体の調和・不調和が体内に内在する自然治癒力によって左右されたように、身体は対象化され独立した自然的な存在とみなされていた。また、東洋の気やドーシャが積極的に生命の動向に関わるのにたいして、ヒポクラテスのいう自然治癒力は、内在的な生命力および生命エネルギーであるとともに、生物的な一般的現象として、実体なき消極的な、まさに自然的なものでしかなかった。

以後の医学史における関心は、しかし、むしろ後者における展開過程にこそ向けられる。神のロゴス（有の論理と倫理）を宿す浄化した魂ならぬ主体のまなざしが、独立した自然的存在としての身体や生命現象を微細に、合理（数理）的かつ価値的に見極め言説化していく。まさにそのようなオルフェウス教的観点および方法が、ヒポクラテスの自然哲学をベースとした医学思想に覆い被さり、医学の目覚しいドラマが展開されることになるのだ。

第一章の要約

一．古代ギリシャのピタゴラス教団により、人間が宇宙の模写とみなされ、人間身体は、魂の浄化のための、かつ宇宙の真理（数理と魂の不死）を証明するための、神聖なるまなざしをもって対象化（物化）されるべき下位の存在（「汚体」）ともなった。

二．古代インドおよび中国では、宗教的には、宇宙と一体となって生きる個の生き方が重視され、人間は何よりも生身のかけがえのない存在とのかかわりが優先された。

三．古代東西文明における哲学の曙において、インド文明ではウパニシャッド哲学、中国文明では易理哲学、またギリシャ文明ではタレスやエンペドクレスの哲学と、宗教的観念をはらみつつなおかつ自立した、〈元素と生成変化〉の類似の自然哲学が芽生えた。ただし、エンペドクレスの自然哲学は、始動因（力）が人間の主体的、倫理的な行として外部から作用するとみなされた。

四．古代東西文明における医学の曙において、いずれも実在論的な自然哲学がベースとなり、類似の医学（アーユル・ヴェーダの医学、易理医学、液体病理説に基づくヒポクラテスの医学）のオリジナルなかたち、すなわち元素（臓器および液体）と生成変化（健康と病気）と生命力（ドーシャ、気、自然治癒力）、そして生命力回復に適した有機的自然に基づく治療法といった、医学の基本的なかたちが形成された。

五．古代東洋において、身体は宇宙および自然と一体の、および自他の区別以前の、まさに心身一如の存在としてイメージされ、身体をコントロールする気やドーシャは、身体のつぼ（穴）および経脈を介して体内臓器と交流する、観念的で非物質的な、宇宙にあまねく生命エネルギーとしてとらえられた。他方古代ギリシャにおいては、ヒポクラテスが体液を体内の生成変化をつかさどる元素（原理）として、また生命エネルギーを宿す自然治癒力をも、内在的で、生物的な一般的現象としてとらえるなど、身体は対象化され独立した自然的な存在とみなされた。

六．さらなる医学の展開は、神のロゴス（有の論理と倫理）を宿す浄化した魂のまなざしが、独立した自然的存在としての身体や生命現象を微細に、限りなく合理（数理）的かつ価値的に見極めようとしていく、そのような古代ギリシャの宗教哲学をベースにした医学にこそはらまれていた。

【注】

（１）ＢＣ七世紀頃、肉体的な陶酔を称えるディオニソス崇拝にたいして、精神的な陶酔を称える禁欲的な教義として出現してきた。そこでは、魂の不死と転生、および浄化《カタルシス》の思想が中心となる。

（２）神秘的な宗教とは、絶対的な人格や偶像神を信仰するような、たとえばキリスト教や浄土宗あるいは神道あるいは呪術のような、そのような宗教を総称して言っている。
（3）「かの一なるもの（Tadekam）」とは、ブラーフマナ時代以前に宗教的直観として説かれた、「天地創造」のために自己発展する、生死および有無を超えた、宇宙的根源を意味する。
（4）アートマンとブラフマンは、ブラーフマナの時代に形成された宗教哲学の原理である。アートマンとは、我であると同時に深遠な人間の霊性であり、ブラフマンとは、梵にして深遠な宇宙の霊性である。したがって、予め両者は不離の関係にある。そもそもアートマンとは、呼気の意味を持ち、呼気を介して両者の霊性（魂）が交流していることから、まさに呼気こそが生命活動の根源 - 霊我とみなされたのである。このようなアートマンとブラフマンの思想が、後のウパニシャッド哲学の時代に至り「梵我一如」という普遍的最高原理となり、インド哲学の主流となっていった。
（5）松濤の説明（『ウパニシャッドの哲人：人類の知的遺産2』松濤誠達、講談社、一九八〇）によれば、ウッダーラカ・アールニの、「有」および「実有」とは、〈神格〉であり、唯一単独のものであり、かつ多に生成しうる。すなわち有から〈火・水・地〉ならぬ〈熱・水・食物〉の三神格が発生し、それぞれ大・中・小の、骨・髄・言語機能、尿・血液・気息、大便・肉・思考作用を生成するというもの。
（6）当初は、天の信仰を基本として、生成変化する宇宙および人生の諸相を推察するために、天・地を象徴する二元を立て、次いでこの二元に基づいて順次生成発展する諸事象および万象の構成を示し、さらにそのような天地・人生の諸相を占いで予測し、自然と人生の変化に合せて生きる、そのような生き方に重点がおかれていた。
（7）現代社会における西洋形而上学に対する批判的言説の拮抗し合う構図として、唯物論か唯心論か、というかたち以外に、価値の哲学か体系の哲学か、といったパターンが見られる。たとえば前者は、ソクラテスやプラトンおよびニーチェ哲学、後者はエンペドクレス、アリストテレスおよびヘーゲル哲学などが代表に挙げられよう。いずれに肩入れするか、ではあるが、著者は、形而上学ならぬ「覚醒の哲学」においても、体系と価値は両義的であり、その果たす役割は「同等」およびいずれも重要と思っている。

(8) アリストテレスがエンペドクレスによって最初に導入された原因概念として、そのように命名した(『形而上学（上）』出隆訳、岩波文庫三一～九頁参照)。

(9) ドーシャとは、訳語的には「汚れ」となるが、正しくは、「欲動」や過剰なストレスなどを含んだ、生命的なエネルギーと解釈される。

(10) 「いのち」とは、個別的な生命および身体を超え、通時的かつ共時的に連接する、および共鳴し合う実存的な生命の世界を表現している。

(11) 「五蘊」とは、色（物質的要素一般および肉体）・受（外界から受ける感情および感覚）・想（外界から受ける表象、知覚、観念）・行（意志的な造作）・識（意識および認識作用）の、心身のつくりやはたらきを総合的にとらえたものであり、「皆空」とは、そのすべては究極には空にほかならないことを意味する。したがって、「五蘊皆空」とは、まさにそのような生命の実相を諭している。

(12) 桜沢如一によれば、陰とは、宇宙のあらゆる事象のうち遠心、拡散の性質をもち、比較的冷たい、軽いもので、記号は▽となり、他方、陽とは、同様の事象のうち、求心、圧縮の性質をもち、比較的熱い、重いもの、記号は△、と対極的に区別される。

(13) 外科に携わった医家としては、たとえばインドでは、膀胱結石の摘出や造鼻術など積極的に手術を施行したススルタ Susruta を、一方中国では、後漢の世界初の麻酔手術を手がけたといわれる華佗を代表として挙げることができるであろう。

第二章　生命哲学から生理解剖学が誕生

1　生命に段階をつけた哲学

古代ギリシャの客観的しこう（指向、嗜好、志向）性を有する自然哲学には、当初は物活論的な霊魂をも宿していたが、階序的にとらえる視点はなかった。しかし、数理、幾何、有の原理および絶対宗教などの諸特性を抱え込むなか、そのような自然哲学もいずれヒエラルキーをなす生命の哲学へと傾斜し、古代ギリシャの医学は、解剖により視覚化された身体の内部構造をベースに、ヒポクラテスの素朴な自然医学を脱する、独自の観念的な体系（説明形式）を身につけていくことになった。

古代ギリシャの医家であったヒポクラテスは、前述したように、タレスの万物の原理（元素）たる水を、エンペドクレスの四元素（有）に対応させて四種の体液に分け、それぞれ相互の生成変化および調和・不調和によって生体を理解した。このような器官に先立つ、素朴な「実体的な質料（液体）」に基づく彼の身体解釈は、解剖的知見の蓄積とともに、しだいに物足りなくなり、より精緻な説明方式が求められるようになった。また、彼の体液の生成変化を促す内在する生命力、すなわち「始動因」でもある自然治癒力も、その消極性ゆえにしだいにより生命感に溢れる概念が求められるようにもなった。認識論的懐疑や反省を経て台頭してきた、ソクラテス―プラトン―アリストテレスに連なる、人間主義的にして宗教道徳的かつ普遍主義的な観念を中心にした新たな哲学の誕生は、くしくもそのような潜在的な要請に応える道を切り開くことになったのである。

ソクラテス―プラトン―アリストテレスの古代ギリシャ哲学の系譜が、後のヨーロッパ形而上学、哲学、思潮、さらには社会生活全般に及ぼした影響は計り知れない。いうまでもなく医学のヨーロッパ的展開を考える上でも、彼らの哲学の考察は不可欠である。この系譜の有するそもそものインパクトの大きさは、何よりもヨーロッパ哲学史の展開のベース、すなわち懐疑を媒介にした還元と体系化のスタイルを築いた点にある。したがって各々の哲学のもつ意義をはるかに超えて、価値的還元から弁証法的体系化というこの一連の系譜哲学としてワンパックの意味および価値を有することを、それゆえにそれぞれを切り離して自らの嗜好性を追求する言説や批評は片手落ちであることを、重ねて指摘しておきたい。なお、いうまでもないことだが、「還元」とは、既成の体系や独断に対し、事前の「判断中止」や「懐疑」を媒介に、その対象の本源的なものへ帰すること、したがってその「継承」をも意味することから、この系譜の発端となったソクラテスの哲学において、彼以前の哲学・思想との関係についても留意しなければならないであろう。

以上の点を踏まえつつ、なおもソクラテス―プラトン―アリストテレスの系譜哲学の、とりわけ医の哲学の形成および医学思想史上において果たすことになる重要な役回りについて考えてみたい。

先ずはソクラテス（BC四六八～四〇〇）であるが、彼の哲学の画期性は、それまでの体系的哲学およびそれを批判した懐疑的なソフィストたちによる独断的な哲学のいずれに対しても、人間主義的な認識上の反省を促し、確たる普遍的な真理を求めた点にある。とりわけ重要な点は、彼がその遂行において、アイロニックな思考法をもつ三段論法的問答法、すなわち倫理的な普遍的定義に到達する、あるいは絶対的な真理を目指す「産婆術」を用いたことにある。ただ、その思想的背景には、彼自身余り自覚的ではなかったのではないかと思われるが、神の絶対的真理にたどりつくピタゴラスの魂の輪廻説や数学的真理探究法の暗黙の継承があった。ピタゴラスの浄化する魂すなわちプシュケーが、ソクラテスに至って、真理および普遍性を求める、人間の個別的存在を形成する人格的な主体とみなされるようになった[1]、と解釈される。皮肉なことではあるが、そのような絶対的真理や普遍に向かう彼の価値の哲学は、後の体系的、独断的なヨーロッパ形而上学をもたらす思想的端緒ともなった。

焦点は、したがって、そのようなヨーロッパ形而上学の伝統を築くピタゴラス由来の宗教思想的な系譜に当てられる。この系譜の潜在的な線分は、くしくもソクラテスの弟子プラトン(BC四二九〜三四七)によって早々と顕在化されることになる。彼は、ソクラテスの人間主義的および理想主義的な価値の哲学と同時に、ピタゴラスの上昇する魂の転成説を継承し、さらに発展させた。

魂についてのプラトンの画期的な解釈は、魂を、不死と可死の、あるいは善と悪の、さらには思惟や意志および欲望などのさまざまなかたち(隠喩)に類別し、本質的には絶対的な善性をもつ不死の、まさに肉体を超え調和せる神性を目指し、何よりも物質的なものに運動をも起こさせる原因としてとらえた点にある。プラトンにとって身体は、ピタゴラスと同様に、上昇する魂の手段としての「肉体(汚体)」であることに変わりないが、しかし「内から自己自身の力で動く」(『パイドロス』)生体でもあった。

なお、体系化という点では、ソクラテスの三段論法に基づく内省的な問答法が、神の絶対真理を目指す客観的な観念と認識の弁証法的な方法、すなわちイデア(観念的普遍概念)を基調とするディアレクティケーへと止揚された点が重要であろう。プラトンにとっては、イデアこそが実体的な有としてのアルケーであり、したがってディアレクティケーとは、まさにこのイデア認知の唯一の方法であり、同時に分割されたイデアの、イデアのイデアすなわち善のイデアに至る階序化されたプロセスでもあった。プラトン哲学の「画期性」は、この上昇的あるいは下降的に真理（イデア）を顕在化するディアレクティクな方法をいわゆるアナロジックな了解とその言説化により、想像界と現実界、すなわちイデアと個物のまたは内的な世界と外在的な世界の、そのような二重の世界を貫いて展開させ体系化した点にある。そこでは、認識し思惟する人間的魂は物体界とイデア界とを橋渡しする、宗教的な神に最も近い存在とみなされた。観念的な世界観の下で、あらゆる観念および概念が、また自然および社会の諸々の現象や個物が、このようにしてすべて同一の世界の中で秩序づけられ解釈されたのである。

プラトンは「世界」を実在的かつ価値的に秩序づけ、後のヨーロッパ形而上学の思考スタイルを構築した。とはいえ、彼の世界観はあくまでも観念的な網目から世界を眺めたにすぎず、そこでは身体の物質性や実在性は宙吊りのままであった。世界および身体については何としても現実的な運動感覚を取り戻す必要があった。その究極の役回りを果たすことになったのは、古代ギリシャ哲学の集大成を敢行し、まさにヨーロッパ形而上学の完成へと導いたアリストテレス（BC三八四〜三二二）であった。

周知のように、アリストテレスは、プラトンのイデアを中心とした観念哲学を批判的に継承し、感覚的、論理的に展開させた。それが可能であったのは、自らの思想にピタゴラスの宗教思想の系譜のみならず、タレスやエンペドクレスなどによる自然哲学、さらにはソフィストたちの懐疑的な哲学の系譜をも論の射程に取り込んだからであろう。彼の主要な課題は、何よりもソクラテスやプラトンの人間主義的および観念的な哲学によって疎外された自然哲学および感覚的事物を、プラトン的な方法を踏まえながら再考し、復権させることにあった。それゆえに、彼の形而上学においては、万物の生成変化・運動の原理および原因を明らかにすることが第一義となった。

アリストテレスもまた、視覚を中心としたギリシャ哲学伝統の、知ることにおける「見る」ことの優位性を強調し、物事を観察（認知）しその種々の差別相を明らかにすることを重視した。[2]そしてその基本的なスタンスに基づき、事象（運動や生成変化）の洞察を重ね、新たに彼は、本質的なもの、質料的なもの、始動させるもの、および目的となるものの四因説を唱え、ピタゴラスおよびプラトンの一元的な原因説を批判した。すなわち、「ピタゴラスの徒」および「プラトンの徒」の哲学には、質料因はもとより事物に即した真の原因ともいえる目的因がないため、いずれも転化・運動が説明できていない、とりわけ後者の徒による観念的な実在論では、一つの事物に多数のイデア（形相・エイドス）が外的に存在し、現実の運動は感覚的に知覚不可能である、と。[3]

このようなアリストテレスによる、当時の観念的な生成変化・運動論に対する批判の背景には、何よりも彼の現実主義的な感覚があった。彼は、有としてのアルケー、すなわち現実に存在する唯一の存在を感覚事物である個物（究極には質料）に置き「第一実体」とし、他方プラトンの、数理やイデア（形相）など感覚事物から離れて存するような実体は、個物に内在する、普遍的な概念および本質、形相（原因）にすぎないとみなした。ゆえに、事物および個物の生成と運動および停止の原理については、この両者の結合、すなわち後者が「現実態」として、同時に前者が「可能態」として相互に結びつけられることによって説明された(4)。

このアリストテレスの個物中心の生成運動論は、結果的には、プラトンの捨象した多くの現実的、物質的および生物的な諸現象の観察を可能にし、学問的な領域をも格段に広めさせることになった。なかでも彼自らが種々の生物について詳細に観察し、その説明に先の二元（質料‐形相、可能態‐現実態）的な方式を用い、学問的および論理的な基礎づけを行ったことは、まさに画期的なことであった。なお「論理的」という点では、弁証法的な思考方式の援用は重要であろう。すなわち彼は、生命現象を、プラトンから受け継いだ真理（高い存在）に向かう観念的なディアレクティケーを演繹、矛盾、帰納などにより論理的な法則として昇華させ、不可分割的なもの（同、自、似、等など）と可分割的なもの（異、他、不類似、不等など）とを対立させ中間なるものへ転化、合成されていく生命過程として説明づけたのである。後の西洋医学思想の重要な役割を演ずる生気論は、こうしてその骨組みを整えた。

とはいえ、生気論の核心は、何よりも生命そのもの、すなわち生命の源としての「霊魂」にあった。アリストテレスもまた魂の存在を信じた。しかし彼は、ピタゴラスやプラトンのような霊魂と肉体の二元論的区別に反対し、魂を物体や肉体と不可分な存在とみなし、他方同時にプラトンの魂の分割や運動原因説を継承し、魂を運動や生成を可能にする複数の形相と見立てた。「霊魂とは可能的に生命をもつ自然的物体の第一のエンテレケイア（現実態）」であり、肉体とともにあるのだ。[5]すでに質料たる肉体はもはや「汚体」ではなくなっていたが、しかし質料はその隠喩ではなかったか。いずれにしても重要な点は、彼のそのような霊魂観において、個別的存在を形成するプシュケー psyche 自らが体内に配分される気息なる生命の原理、あるいは体内を自由に動く固体霊となることにより、知的に覚醒していく自立自転するプネウマ pneuma へと変貌していった点にある。

アリストテレスはプラトンのイデアを地上に引き下げることに成功した。が、しかしその観念を完全に見限ったわけではない。浄化する魂から覚醒する魂へ、すなわち輪廻転生説から直線的な個物中心の運動哲学へ。しかし結局は、不動の第一動者[6]という絶対的観念に帰着し、基礎づけられることになった。いずれにしても、このような彼の個物を実体とする生成変化説および運動論とディアレクティクな上昇志向的観念の融合は、覚醒する魂によって段階づけられた生命哲学（生気論）や身体論の領域を切り開き、進化論や医学の生成および体系化への礎となった。この彼の果たした「偉大」なる業績は、大いに評価されてしかるべきであろう。

ここで、生気論の成り立ちを分かりやすく理解するために、広範囲にわたるアリストテレスの哲学をあえて医の哲学および「生命」[7]に関わる範囲に限定し、これまでの論述および内容について、いくつかの要点を挙げ整理しておこう。

1. 元素（有）を個物におき、さらにその個物に質料と形相といったプラトン的な二重性を内在させ、弁証法的に自体の生成変化や運動の具体化をはかった。
2. 生成・運動の説明原理として、質料と形相のそれぞれに対応する「可能態（デュナミス）」と「現実態（エネルゲイア）」という二元的な概念を用いた。
3. 霊魂論に基づき、第一質料を基点に無生物―植物―動物―人間―神といった、ディアレクティクに段階づけられた生命の自然哲学（エンテレケイア：生気論）を誕生させた。
4. 自立自転する霊魂を、生体における形相および現実態とみなし、生命現象を説明した。
5. 生命の哲学を自然的存在としての人間身体に適用し、体内を形相なるプネウマが覚醒していくという独自の身体観および医の哲学を形成した。

なお、5番のプネウマの覚醒過程について具体的に説明するならば、以下のようになる。霊魂が「個物（イデア）イコールプネウマ」となり体内に入り、先ずは栄養摂取や生長および生殖のような植物的な能力をもつ「栄養的霊魂」となり、次に、感覚、表象（想像）能力をもつ「感覚的霊魂」に、さらには以上の感覚と表象から得られたものから普遍を抽象する能力をもつ「思考的霊魂」へ、次元の高い霊魂へと覚醒していく、というもの。

霊魂を個物として内在的および覚醒的にとらえるアリストテレスの発想は、プラトンからの、個別的霊魂の概念の継承によるものであるが、彼は、プラトンのようにそれを絶対的外部である宇宙（全体）霊魂と一元化させることなく、あくまで人体内部に属する霊魂すなわちプネウマという概念でとらえた。ただ、プシュケーにせよ、プネウマにせよ、そのような西洋の唯心的な霊魂は、もともと空気や気息などの意味合いをもち、心的であると同時に、内外を貫く物質的な原因および動力ともみなされており、その点では、ヒポクラテスの自然治癒力よりはむしろ東洋の気やドーシャに近似していたといえるのではないだろうか。

いずれにしても、医家からすれば、アリストテレスのいわゆるプネウマ説ほどありがたい言説はなかったであろう。なぜならば人体内部の生命現象を説明するために、プネウマの歩みをそのまま適用すればすむことだから……。

2　プネウマが身体を巡って覚醒する

「一体人体の内部はどのようなしくみになっているのだろう」、医家たる者の関心は、なべて不可視の身体内部に向けられる。外観的に、症状に対応するだけでは確信が持てないのだ。人体のしくみやはたらきが分かれば自ずと治癒の方向性も視野に入ってくる。ただし前にも指摘したように、そこには、医療、医学的な関心だけではなく、「小宇宙」の秘密を知りたいという好奇心もある。事実医家たちは、そのような思いを抱き、未知の世界を目指す冒険家や探検隊のように、人体の未知の世界に分け入ったことであろう。

解剖という行為は、人体内部を知るための最も直接的な方法であるが、しかしその許容範囲は、身体にたいする心的な態勢いかんによって決まる。それは、おそらくは時代の思潮に左右されよう。たとえば、ヒポクラテスは、「結石を切り出すことをしない」「流産を導く道具を与えない」(「ヒポクラテスの宣誓」)などの言葉の示すように、身体にメスを入れることを拒否するなど解剖をあえて行わなかったが、それは当時の、身体を神聖なる存在とみなす宗教的な言説の、また神聖な生き方を理想としたソクラテスやプラトンたちの倫理的、観念的哲学思潮の影響によるものでもあったと思われる。もちろんそこには、ヒポクラテスの医学自体が液体病理説に基づいており、したがって病気を臓器と結びつけて考えるいわゆる解剖学を必要としなかったことなど、別の理由も考えられよう。

なお古代の中国やインドにおいても、身体が神聖な宇宙と、および生命現象が宇宙の生命エネルギーのようなものと一体としてとらえられていたために、解剖にたいする心的態度に忌避的感情や抵抗感が芽生え、解剖行為にたいして消極的であったと思われる。外科的な手術など治療に関わる範囲での身体への物理的侵犯の行使も、それゆえかなり制限されていた。基本的には何よりも、対症療法中心の東洋の有機的自然医学において、そもそも人間を即物的に分析対象としてとらえるという、そのような医のスタンスがなかったからと推察される。

東洋の有機的自然医学とは対照的に、西洋では解剖学を中心にした科学医学が展開していくことになるが、その解剖が盛んに行われるようになったのは、実は、アリストテレスの活躍したアレキサンドリアの時代においてであった。そこにアリストテレスの哲学の影響があったことは否定できない。彼は、アルクマイオンやピタゴラスによる浄・不浄なる身体を諸々の「質料（モノ）」に還元し、その質料が吸気に内在するプネウマ（形相・イデア）により体内において順次高みの存在へと覚醒していくという生命哲学を打ち立てた。そこでは身体それ自体は、浄・不浄とは関係のない一生命体としてとらえられており、したがってその生命体が健康を回復し魂とともに癒されることが、そしてそのための方法としての人体の解剖が、むしろ奨励されたことであろう。そのように解剖という行為は、すでに人間身体を自然物質ともとらえるようになっていた医家たちにとって、「罪人」を生きたまま解剖したとさえ言われているように、それほどの抵抗もなく、むしろかなり積極的に実施されたことは想像に難くない。

解剖学が西洋医学の土台を形成することになるにはしかし、解剖実施の多寡やまなざしの深浅だけが関係するわけではない。そこでは、組織的および部分的区別（命名）と相互の関係性の説明、すなわちつくりとはたらき、構造と機能のタイアップが要請される。いわゆる解剖学は生理学を要求し、生理学は解剖学的知見のもとで成立する。要するに両者は生理解剖学としてのみ成立するということ。ちなみに古代ヨーロッパ社会における生理解剖学の誕生には、アレキサンドリア医学の双璧とまで言われた二人の人物が関与していた。一人は、解剖学の祖ともみなされているヘロヒロス（BC三三五～二八〇）であり、もう一人は、生理学の祖とみなされているエラシストラトス（BC三一〇～二五〇年頃）である。この二人の、いわゆる解剖学と生理学が組み合うことで、現代の生理解剖学および解剖生理学の礎が築かれたのである。

先ず解剖学的知見に重心を置いたヘロヒロスについて述べよう。彼は、アルクマイオンの大脳―知覚中枢―視神経の一連の記述にしたがい、神経系の中心を脳におき、神経を知覚性と運動性に区別し、第四脳室についてあるいは脳と末梢神経について解剖学的に詳しく調べた。さらに脳―神経系を支える循環系に観察がおよび、動静脈を壁の厚さの相異から区別を行い、血液が動脈を通ることなどを発見した。なおそれ以外でも、十二指腸や前立腺を命名するなど、彼の解剖的知見によって人体の内部のしくみがしだいに明らかになってきた。しかし、彼の生命観においては、ヒポクラテスの液体説やプラトンのイデア中心の観念論に拘っていた面もあり、人体のつくりとはたらきの、全体的な相互の関連性はいまだ漠然としたままであった。

一方エラシストラトスはアリストテレスの客観的自然哲学を奉じていた。したがって、人体内部へのまなざしも、個々のつくりはそのはたらきとの関連でとらえられた。たとえば、彼は、脳の皺（回転）の数的差異などから、動物とヒトの脳との違い、および大脳と小脳のはたらきの違いを解明し、また三尖弁や半月弁の逆流予防機能にも着目し、心臓と血管の機能的関連性などについて明らかにした。そのようにして彼は、構造と機能を抱き合わせ解釈していく新しい医学的な作法を開発したのである。ただ、人体の個別の構造と機能は明らかになってきたが、人体全体の生命現象がいまだ説明されていなかった。相互の機能を全体的に関連づけ体系づける論理的な説明が必要とされた。

果せるかな、人体全体のはたらきおよび生理を統一的に説明するというエラシストラトスの「野心」を充たすためにこそ、アリストテレスの客観的自然哲学が用意されていた。アリストテレスの哲学の中にまさにそのための最適な理論、すなわちエンテレケイア・生気論があった。なかでも覚醒を目指すプネウマ説は人体の全体の流れやはたらきを説明するのに恰好の説明概念であった。

改めてプネウマ説とは、身も蓋もない言い方をすれば、身体を介して覚醒（思考的霊魂）に至る魂遍歴のシナリオにほかならないが、このようなシナリオを土台にしてエラシストラトスの生理学が誕生したのだ。彼のストーリーによれば、宇宙（空気中）に含まれる霊魂の卵のようないわゆるプネウマが、ヒトの呼吸に伴って肺内に取り込まれ、後に肺から心臓に至り生命精気vital spiritとなり、さらにその一部が脳に達して動物精気animal spiritとなって覚醒し、神経を介して全身に送られる、というもの。すなわち、プネウマが体内をディアレクティクに運動し、脳において最高度に覚醒し、その支配が全身に及び人間的な活動が成就するという、このようなプネウマ生理学説をもってエラシストラトスは見事に人体の全体的なはたらきを合目的的かつ体系的に説明することができたのである。これはまさしく、西洋医学史上画期的な「出来事」であった。後は、彼の基本的なストーリーに沿って、いかに緻密に諸々の生理学的言説を付加し積み上げていくか、である。そのための不可欠な条件となるのは、いうまでもなく解剖知見の充実であろう。彼の生理学的知見にヘロヒロスの解剖的知見が加わることが必要とされた。

エラシストラトスの「魂のドラマ」による身体・生命解釈を踏襲し、さらにそれにヘロヒロスの解剖学的知見を結びつけ、一層精緻な、まさに解剖生理学なる「知的創作物」を確立したのは、古代から中世にかけて長い間、当時の医療医学に大きな影響力をもつことになったガレヌス（AD一三〇〜二〇〇）であった。彼は、エラシストラトスの、今でいう呼吸系から循環系に至る生理的プロセスに、食道から腸に至る消化器系を加え、両者のルートの中心および中継をなす臓器として、肝臓のはたらきを重視した。彼の学説によれば、血液を導くものは静脈であり、その静脈系の中心をなしているのが、血液の製造元である肝臓であった。腸から吸収された栄養分をもつ血液は、門脈を介して肝臓に入り、そしてそこで「自然精気 natural spirit」が加えられ、心臓に送られる。心臓に至った血液中の自然精気は、呼吸系を通してやってきたプネウマによって生命精気に変えられ、さらに動脈を介して血液とともに脳に送られ動物精気となる。そうして覚醒した精気は、脳・神経系を介して全身に行き渡る。このように彼は、肝臓を中心に独自のプネウマ説を展開させたのである。

ところで彼の学説において、心臓は必ずしも循環の中心ではなかったが、それでもその解剖生理学的な知見は、現代医学のレベルからは多くの誤りが指摘されるにしても、かなりレベルの高いものであったと言えるであろう。ガレヌスの医学は、実験医学ともみなされるほどに実証性が重んじられていたのだ。伝統の脳‐神経系についても、たとえば脳の働きはたんなる神聖なる超絶の思考とみなされるのではなく、生理的メカニズムとして実証的に説明づけられたのである。事実、彼はさかんに動物の脳や脊髄の解剖および実験を行い、反回神経や脳神経系のはたらきを調べるなどした。しかし、そのような実証的な態勢を示す一方で、すでに固体病理説[8]なる学説も出現するなか、ガレヌスはいまだにヒポクラテスの液体病理説を踏襲していた。解剖生理学的な知見は確立したが、医学的には四種の体液の関係やつり合いによって、健康や病気が左右されることには変わりはなかったのである。

解剖が多く行われるようになったとしても、解剖所見のいわゆる正常例が定まらない段階では、異常パターンの認識は不可能である。何よりも「正常例」のその斉一性をいかに普遍的認識の可能な説明形式として提示することができるか。その課題に応えるためには、当時の解剖学は余りにも観念的で素朴な段階にあった。したがって健康(正常)および病気(異常)の判断も、ひっきょうヒポクラテスの「四種の体液」による演繹的な手法を踏襲するほかなかったのである。とはいえ、そのような「体液説」はまるで抽象的かつ観念的で、体液の不調が病気と関係しているという程度の大雑把な観点以外には何ら医学的知見を深めることにはならなかった、と判断することは正しくはない。何よりも先ず「四種の体液」という演繹的把捉は、体液の区別および類別の認識と記述の方法を可能にしたこと。そしてさらにそのような方法が、ガレヌスによって人の気質（多血質、粘液質、胆汁質、神経質）の類別にも適用されるなど、新たな知見をももたらすことになったこと。この瑣末に思える「貢献度」を低く見積もってはならない。

現代の識者たちは、おうおうにして現代の解剖生理学的知見から眺めて、たとえばガレヌスの循環説における数多くの「誤り(9)」や未熟性を指摘し、その原因を当人の哲学的観念性に求めたりしがちであるが、そのような判断や批判は正しくない。むしろ個別の哲学的な観点はともかく、少なくとも解剖生理学が時代の思潮、すなわちその思想的背景の下で芽生え育ってきたのだということを忘れてはならない。人体を物質的なものとみなすことができ解剖に着手できたのも、そのような時代の背景があったからだし、また人体の生命現象を説明することができたのも、当時の生命に対する段階づけの哲学が存在したからでもある。とりわけプネウマ説は、それが魂の物語にすぎなかったとしても、ヒポクラテスの体液説や自然生命観では説明できなかった、体内の個々の物質（臓器）間の構造と機能の関連性を具体的に、しかも統一的に説明づける重要な役割を果たしたことを忘れてはならないであろう。現代西洋医学を享受している我々は、事の正否は別として、当時の稚拙な学問を指摘する前に、現代医学といえども同等の物語を出発点にもち、その跡付けられた基礎を共有していることをせめて肝に銘じておくべきなのだ。

3　解剖生理を科学にまでした哲学

宗教が人間身体を超えて奇蹟をもたらす「神話」（天地創造の話および御伽噺や占いなど）中心の神秘的な世界観がもたれるにおよび、自由な学問は停滞する。その最たる例が、ヨーロッパ中世のキリスト教支配下の時代ではなかったか。そこでは、自由な思索や発想がほとんど見られなくなり、プラトンやアリストテレスのディアレクティケーの哲学も、結局はキリスト教の絶対神によって支配される世界を弁護するだけの思弁哲学となってしまった。医療の世界でも迷信が横行し、技術や学問よりも祈りやまじないが中心となり、医療サービスは教会の恩寵や権威による宗教的サービスの一環となり、医学的な営みも停滞した。

しかし、イタリアの都市国家を母体として発展してきた商業資本や金融資本を背景にルネッサンスの運動が広がるにおよび、ヨーロッパ社会では神話に支配された世界から脱却する気運が芽生え始めた。ルネッサンス期から近代にかけて、しだいに神よりは人間、来世よりも現世、また観念や思弁よりも経験が重視されるようになり、哲学もしだいに階層よりも調和の哲学、さらに人間中心の啓蒙主義的な哲学へとその趣を翻し、ヨーロッパ社会の各地で新しい哲学的方法が産み出されていった。医学の領域でも、十六世紀になると、これまでのガレヌスの解剖生理学を中心とした医学が大幅に修正され、まさに近代的な新しい装いを整えていくことになる。

先ずルネッサンスの発祥地でもあったイタリアでは実証主義的な思潮が強まり、その影響のもと、とりわけ医学の分野では人体内部の忠実な描写、すなわち斉一的で精確な「正常」解剖図が求められるようになった。いみじくも芸術の分野において、当時、レオナルド゠ダ゠ヴィンチやミケランジェロおよびカルカールら美術家たちにより、人間の肉体や健康美を重視し評価する風潮が高まり、人体を立体的にありのまま見たままに描写する画期的な画法、すなわち視覚遠近図法(10)が産み出され、画家自らが人体の解剖図をも手がけるようになっていた。重要な点は、とりわけ人体の内部をありのままに描写するそのような画法が、生体の外部から内部を透視する透視技術学的な方法を生み出す端緒となり、解剖学を中心としたヨーロッパ医学を飛躍的に発展させた点にある。その点では、医学の分野で同様の画法に基づき精確な解剖図を描写し、近代解剖学を確立したヴェサリウス(一五一四〜六四)の果した役割は大きい。

ヴェサリウスは、生理学的知見についてはいまだプネウマ説に基づくガレヌス医学を踏襲していたが、解剖学的には印刷技術や遠近法に基づき「透視図法」を完成し、積載された「正常」解剖所見に基づき、『ファブリカ』などガレヌスの権威を破る画期的な解剖学書を世にもたらした。そこでは、心臓の左右中隔孔の存在が否定されるなど、これまでのガレヌスの解剖学が大幅に修正された。
「正常」解剖学から病理解剖学へ。「健康人」の解剖の集積により「正常」なる透視像および認識パターンが構成され、その相異および偏差から自ずと「異常」なる所見およびパターン認識も可能となる。病気はもはや体液のつり合いの乱れによる、といった観念的かつ演繹的な判断に依存する必要はなくなった。モルガーニ(一六八二〜一七七一)は、多数の「病人」の生前の病状と「死体」解剖との照合検討によって、病気は臓器に宿っており、血管内を流動しているのではないことを明らかにし、いわゆる病理解剖学を提示した。また、ビシャ(一七七一〜一八〇二)は、臓器という巨視的単位を超えて、幾何学的かつ微視的な観点から、病変を「組織」という空間において類別的にとらえる、いわゆる組織解剖学を提唱した。とりわけ後者の微視的に病変を追究していく実証主義的な態勢は、近代医科学の主要な特性となり、医の哲学に重要な観点を提供することになった。なおこの点については、第四章でもう一度詳細に触れることになるであろう。

イタリアにおける解剖学的知見の進展にたいして、大陸を横断するフランスでは合理主義的思潮の強まるなか、生理学的知見の進展が見られるようになった。その思潮的気運の発端になったのは、デカルト(一五九六〜一六五〇)の自我の哲学であった。彼は、ソフィストたちと同様に客観的な真理や認識および存在を疑い（方法的懐疑）、そしてソクラテスと同様に自らの認識を反省し、独自の還元を遂行した。ソクラテスが懐疑を他人にも自らにも向けることによってアイロニカルに真の智慧に到達（還元）していこうとしたのにたいして、彼は、まさにその疑っている自己意識すなわちその「純粋意識」に究極の原理を見出（還元）し、独自の実体論を構築していった。皮肉なことだが、このようなデカルトの懐疑と還元の営為は、ソクラテスとともに、その不徹底なるゆえに、なおも純粋意識にとりついている合理的な宇宙論的数理と実体論的有の意識の確かさを追認することになった。伝統の強靭性かそれとも営為の不徹底性か、いずれにしてもそれは、ピタゴラス―プラトン―アリストテレスの系譜において信仰の表象から論理学の対象となった数理の真理の継承と、すでに第一原理となった自我意識を基点とする新たな実体論に基づいた、いわゆる合理主義的哲学の開始を知らせることになった。

このような、デカルトの、自我を中心とした合理主義哲学は演繹法に基づいており、その開始は心と体の二元的分断の宣告をも意味した。自我意識なる究極の原理から、演繹的に無限なる絶対神と延長 extensio する物体の存在が証明され、それぞれが独立した実体となり、その結果人間の身体は、思惟する自我意識と延長する肉体の契合する二元的な存在となる。これは、ピタゴラスやプラトンの魂と肉体の二元的身体観の、まさしく合理的な焼き直し版ではないか。すなわち、絶対神の眼差しを獲得した、魂ならぬ自我意識（主体）が、合理的数理を駆使して、物的に対象化された「汚体」ならぬ小宇宙である肉体を媒介に、生理学的な「法則」を紡ぎだすことによって、神（精神）のロゴスの支配を証明していく、という神話。……しかし、医の哲学においてここで重要なポイントとなるのは、そのようなデカルトの合理主義的発想により形成された、すなわち肉体と心のそれぞれの極性に立つ二元的言説が、従来の固体と液体の大まかな身体の二様の見方とも重なり、それぞれに対応する、物理学的方法と化学的方法を駆使した二つの医学派を誕生させたことにある。

ちなみに前者の、いわゆる物理医学派の先駆者となったのは、近代生理学を確立したW・ハーヴェイ（一五七八～一六五七）である。デカルト自らも人体の生理を合理的に解釈しようと試みたが、しかし二元論ゆえの観念性および抽象性は避けられず、むしろ彼の合理的な意志および方法を最も忠実に継承し、さらにその唯物的な面から徹底をはかったのが、実験と計数に基づく近代生理学の発展に寄与したハーヴェイであった。彼は、ガレヌスの肝臓中心の循環説を批判し、心臓のポンプ作用を中心に血液循環説の近代化をはかり、空気（酸素）の体内循環に基づき合理的に人体の仕組みを説明づけた。そこでは、デカルトにおいてなお残存していた霊魂と一体となったプネウマの覚醒プロセスはもはや必要ではなくなり、人体の生理は数学と物理によってメカニックに扱われるようになった。有機的な生命現象でさえ肉体の延長線上で、唯物的かつ数理的にとらえるそのような方法は、身体の状態をより普遍的かつ容易に理解することを可能にし、後に、ラ・メトリーの『人間機械論』[11]の影響を受け、体温計や脈拍計などを発明したサントリオ（一五六一～一六三六）や、呼吸運動の物理学的な説明を行ったボレリ（一六〇八～

一六七九）たちにより、多方面において盛んに応用されるようになっていった。

なお、後者のいわゆる化学医学派については、自然の化学的な観察と実験を重視するとともに、個別の自然治癒力・アルケウスを各臓器に割り当て、独自の生命論を説いたパラツェルズス（一四九三〜一五四一）を先駆に、アルケウスのはたらきを内分泌や酵素の働きにまで発展させたヴァン・ヘルモント（一五七七〜一六四四）、さらにはそのはたらきを消化や発酵作用にまで結びつけたシルヴィス（一六一四〜七二）たちを代表に挙げることができる。生化学的な先駆性と唯心的展開の発揚という点において、彼らの画期的な「功績」について評価されねばならないが、この点の詳細については後にとりあげることになろう。いずれにしても物理医学派とともに、それぞれが実証主義的な方法と結びつき独自の観点および方法を徹底していくことによって、生理学的知見を拡大深化させ、医科学の生成および専門化の端緒を切り開くこととなったのである。[12]

フランスにおけるデカルトの演繹法を中心とした合理主義哲学に対し、北欧では、フランシス・ベーコン（一五六一〜一六二六）が、帰納法を中心とした、いわゆる経験主義の哲学を展開した。経験主義もまた、人間中心主義に根ざしており、ベーコンの「知は力なり」の言葉の示すように、とりわけ人間的知に大きな信頼を寄せるものであった。ただその知は、合理主義のように演繹的にもたらされるのではなく、あくまでも経験を介して帰納的に獲得されるものであり、それは人間が自然を支配するための功利的かつプラグマティックな知でもあった。なお、このような経験主義に基づいた帰納法の特典とは、「主体」が対象と直接的に関与し、その「支配」と緻密な観察によって、ホリスティックな知の獲得を可能にするという点にあった。

医の対象は、たんなる臓器の構造や機能、あるいは血液の組成や循環ではなく、あくまでも「患者」であること。この言説の意味するポイントは、人間と病気の「不確定性」なるがゆえの医学的知の無尽蔵性においてである。したがって、その無限の秘密を宿す総体（小宇宙）のたゆまぬ観察は不可欠となる。医の哲学にベーコンの哲学的方法が取り入れられたのは、自然の成り行きであり、そのスタンスは、ヒポクラテス以来の人間（患者）中心の医学を復興させることになった。事実、経験主義的思潮を背景に、あくまでも患者と直接接する、すなわちそのような対面の経験のなかで患者全体を知覚し判別診断するスタンスを重視したシーデナム（一六二四～八九）は、「英国のヒポクラテス」とまでも称された。そこでは、何よりも患者の病状をありのままに正しく観察することが第一義となった。病気を急性、慢性、流行性および散発性などに概念的に分類することができたのも、また病原菌（ミアスマ）の存在を指摘することができたのも、そのような彼のヒポクラテス由来の「自然」観察法を重視したことによる成果と言えるであろう。西洋医学史上重要な点は、しかし、この、病気の総合的、客観的な観察に基づき帰納的に知を獲得していくという、シーデナムによる臨床医学的な方法が、後に演繹法に基づく大陸の合理主義的な医学と結びつくことによって、治療と理論の融合したいわゆる臨床医科学へと発展していく点にある。

十六世紀以降ヨーロッパの各地域を中心に勃興し広まった人間中心主義の、すなわち実証主義的、合理主義的および経験主義的な哲学思潮は、自らが産み出した演繹的な解釈法や帰納法的な理論に基づき、解剖生理学および生理解剖学を土台としたヨーロッパ医科学的知の牙城を築いていった。この趨勢においてコミットすべきは、ハーヴェイによって捨てられた魂が、あらゆる現象を科学的にとらえていくという、そんな近代ヨーロッパ的人間の探究心に乗り移ったかのように、生命や心的作用までも科学的にとらえられ、身体への知的「侵犯」行為に対する衝動が促されたということ。いわゆる臨床医科学や生命医科学の誕生および発展の潮流は、そのような気運の中、さまざまな科学的方法や生命の言説が組み合わされ形成されていくことになる。近代以降のヨーロッパ医学の展開を考える上では、この新しい医学的な潮流に格別の注意を払わねばならない。なかでもブールハーヴェ（一六六八〜一七三八）とボルデュー（一七二二〜一七七六）の医学の果たした役割は大きい。

ブールハーヴェは、シーデナムの臨床医学に物理医学および化学医学の両知見を取り入れ医学の体系化をはかり、さらに臨床講義なる教育方法を取り入れるなど、臨床医科学としての統合に貢献し、他方ボルデューは、化学医学と臨床医学に影響を受け、新たな生命学説すなわち固有生命 Vita propria に基づく独自の生気論を唱え、来るヨーロッパ医学の二つの大きな分野

（神経と精神の医学）を射程にとらえた。

なお、ボルデューの固有生命は、霊魂のごとき神話的要素が払拭されたこともあり、インドのドーシャの分身であるヴァータ、ピッタ、カファ、および中国のさまざまなはたらきをもつ「気」などと一層酷似の印象を示すようになった。それゆえにそこに世界史における医の哲学の運命性を感じとる識者もいるが、筆者はあえて、運命性というよりはむしろ類性という名の普遍性（斉一性）や啓示性として受けとりたい。もちろん両者には何よりも留意すべき本質的な相違がある。この点については、日本人にとって最もなじみのある「気」について考察を深めていくことで、明らかになるであろう。

4　人体にあまねく気のはたらき

近代ヨーロッパ社会においてドミナント化してきた人間中心の哲学は、自然を支配し、さらに人間的自然なる身体を対象化し、即物的かつ合理的な解釈を促した。そこでは、物質的な「延長」としての人体はもっぱら解剖学の対象となり、生命さえも機械的（メカニックな）生理現象としてとらえられた。そのようななか、伝統の解剖生理学は、自らの観念的な母斑（プネウマ）を取り去り科学の地位にまで登りつめ、壮大なるヨーロッパ医科学の土台を建造するに至った。近代ヨーロッパ医科学成立のこのような確たる展開にたいして、多くの識者たちと同様に、当然その効用のリアリティの高さを否定するわけにはいかない。
とはいえ、それだけの了解では片手落ち、というよりむしろ余りにも皮相的とみなさざるをえないであろう。ことの信憑性をつきつめて語るならば、身体内部に入り解剖生理学の建造を手がけた当の立役者、「覚醒する個的魂（プネウマ）」が、その基礎工事の完成とともにお払い箱となったという、蘇れば伝統の、ピタゴラスの宇宙なる神性に見放された魂が肉体を媒介にして浄化（上昇）していくドラマが、人間身体の段階づけられた生命の生誕をもってエンディングを迎えることになったという、そのようなアイロニカルにして特殊な経緯をそこに読みとらなければならないであろう。

ところで、東洋の哲学では、そもそも宇宙と我との宗教的一体観が支配的であり、当初より身体を合理的あるいは実証的に対象化してとらえることがなかった。そのため、おおよそ生命を段階づけて理解するということにはならなかった。中国ではあえて人間生命とその他の生命との連続性や差別性に拘ろうとはしていなかったし、インドでも、西洋の差別化された生命観を生むその発端となった輪廻転生説さえも、死後の想像の世界が宗教的および道徳的に説かれたにすぎず、第一章でも少し触れたが、ことさら、個別化された魂自らが上昇（浄化）し数的調和の神性（宇宙）に至る、というオルフェウス教的な神話は生まれなかった。仏教哲学の「悉皆成仏」[13]という言葉が示すような、生きとし生けるものすべて平等といった考えが、とりわけ

「無」の思想の支配的になっていった古代東洋社会において、少なくとも内面的には生命の差別化を拒否する思潮を生み出したのではないかと思われる。

古代東西文明において医の哲学はいずれも自然哲学がベースになったが、「生命なるもの」にたいする了解には、両文明における宗教的および哲学的な解釈の本質的な差異がそのまま反映されることになった。いかなる思惟も時代の思潮や地域（風土）性に規定されざるをえないからであり、顕在化したそれぞれの特性は、いかに普遍性に富んで見えようとも、そこには自ずと特殊性なる限界をもはらんでいる。意味するところは、いかなるものの真相も無限の近接的な歩みのなかで、しかも一定の制約のもとでしかとらえられないという点にあり、したがって大切なことは、自らの世界に自閉せず、またつねに反省し、さらには絶えず他なる世界を理解し自らの世界を超えていく、そのための相互のたゆまぬ努力にある、ということ。

そもそも人の生命なるものには、どのように解釈してもどうしても説明不可能な、まるで思考や言語の立ち入ることを拒否するような残余の領域が存在する。それでも、あるいはそれゆえ哲学者たちは生命の、あるいはいのちの何たるかを、その神秘を、あるいはその不可解な現象はいかなる意味をはらんでいるかについて、さまざまな観点から、さまざまな方法を駆使しながら追究してやまなかった。だが、その努力にもかかわらず、とりわけ「人のいのち」とは、究極的には不可解にして不可思議な、つねに白紙の状態を求めてやまない、いわば超次元的な感覚を伴うために、限定された知の枠組のなかでは多くは挫折するしかなかった。したがって、とりわけ西洋伝統の、予め視覚化され段階づけられた生命現象とは、その矮小化されたシャドーでしかありえなかった、という反省も要請されるであろう。

「いのち」の超次元的（高次元の）顕示力の大きさを考慮するならば、むしろ古代インドや中国の「ドーシャ」や「気」を軸とした心身一如の、あらゆる感覚および知覚に基づいた直かん（観・感）的了解こそが、その本質をより直接的かつありのままにとらえていた、と言えるのではないだろうか。体感しアバウトに表現するしかない東洋のいのちを象徴する「気」や「ドーシャ」、さらにはヨーガの「プラーナ」とは、その超次元的性格ゆえに、心身のすべてをもって、たとえば宗教的な直観や瞑想および禅定などを介して体得されるものであり、言葉でのみ表現し説明することは不可能である。となると、その世界の内部にのみ自存する者にとって外部への伝達は、また外部に自存する者には自体の理解が非常に困難となり、結局各々の世界観の相互理解は永久に平行線を辿るしかなくなる。

しかし、偶然にして必然というべきか、今「わたし」は、東西思潮の混融するグローバルな時代、とりわけ両者が最も濃厚かつ先鋭なかたちで、しかも「同等」の輸入品によってブレンドされた日本という社会に実存している。そこには、アジアの一角およびアジア史の最先端にかかる、西洋化された現代日本社会というポジションから、東西の知的および感性的な覚醒に与えることも、またその相互の覚醒および了解を超える新たな覚醒を紡ぎ外部へ伝えることも可能となる現実がある。とはいえ、結局は言語に頼らざるをえないという限界もある。ただ、「わたし」の日常生活の中に、すでに東西の思潮を刻印する身近な日常言語が存在している。したがって相互理解のためには、この日常言語に潜む隠喩の解読を介して東西に通底する「いのち」の翻訳を試みるという、せめてこの「特典」および試行に賭けるしかないであろう。

日本社会における外来の伝統的な日常言語といえば、中国由来の漢語（漢字）である。なかでも東洋のいのちを象徴する「気」という言語は、最も多く使用されている。それは、日常生活を送る上で不可欠の言語となり、「わたし」の心を充たしている。我々は、日常お互いに挨拶代わりに「元気ですか」と声を掛け合うほどに、まさに「気」に支えられながら生活しているのだ。とりわけ元気という言語は、人と人とのコミュニケーションの原点、すなわちお互いの実存を確認し祈願し合う重要な「ことば」となっている。ちなみに元気の言葉の意味とは、文字通り気が元のかたちにある状態を示し、気力、活気、気丈夫、意気、勇気など、生命の張りを示す言葉の原義ともなっている。しかし、「気」はそのような意味だけではなく、一般的には、その他、気持、気質、狂気、弱気、短気、気絶、気前、そして病気など、おおよそ身体的な状態や感情や情緒を表現する「ことば」として使用されている。

「気」の使用は、しかしそれだけに留まらない。それは、大気、気圧、気温、空気、天気、電気、臭気などといった外部のあるいは万物の、自然や宇宙の現象を表す言葉としても、とりわけ西洋文明由来のさまざまな言葉や概念と結びつき、さまざまな場面やかたちで日々用いられている。そこには、「気」の概念を抜きにしてはいかなる現象も語れない日本人の生活全般があり、このことはまた、いみじくも「気」自体の内外を貫く本質を物語っているとも言えるであろう。自覚的ではないが、「われわれ」はすでにそのような気のあまねく世界の中で生きているのである。

これほどまでに定着し、我々日本人の生活と一体となっている気ではあるが、意外にもこのような気の概念や意味について深く哲学する人は少ない。むしろ一体となっているがゆえに、また自体のつかみ所がないがゆえに、西洋的思考の対象外になっている、ということであろうか。確かにその曖昧な輪郭および概観ゆえに、明確に定義づけることは困難極まるであろう。しかし、気の使われ方にはさまざまな特徴が見られることから、そのような特徴をつなぎ合わせることによって、用語の意味や概念の輪郭をつかむことができるのではないか。

ちなみに著者は、気のもつ特徴を、次の四点に要約できるのではないかと思っている。

1. 目に見えない現象、作用、および趣など
2. 人の心身の生命に関わるはたらき
3. 自然や宇宙にあまねく存在ならぬ存在

4. 宇宙と身体を貫く生命エネルギー

この四つの意味をさらに要約し、あえて定義づけるならば、「気」とは、宇宙の根本的理から生じ、心身や生命および自然現象を実存的および物質的に支え動かす、不可視にして不可思議な力、とでも表すことができるだろうか。……いずれにせよ、このような気こそ、まさに身体と自然および宇宙を連接する有機的な空的紐帯ではないかと思われる。すなわちそれは、「空気」という言葉の「正しい」意味、すなわち「空」なる気であり、無限定なる、人知を超える次元との交接の刹那であり、お互いの生命の伸縮を規定する、まさに生命の源でもある。ちなみに空気の英訳にあたるエアー air にも、物理的な意味の他に、外見、雰囲気、微風、旋律など数多くの意味が含まれ、生命の創造的息吹や無限の魂を象徴する元来の心的な意味を有しているという点で、東西の概念の通有性を認めることもできるであろう。

「気」とは、東洋の生命の源およびいのちの象徴ではあるが、しかし同時に「東洋」を越えた、普遍性をはらむ言葉および概念であること、それゆえに、次元は異なるがヒポクラテスのいう自然治癒力やボルデューの固有生命とも交錯し重なるところがある。とはいえ、気は後者のような決して消極的なものでも、さりとて個的に内在するものでもなく、何よりも人から人へと伝えられる「空 - 気」である。その点では、まさにお互いが癒し合う手や心の源ともなる。しかもそれは倫理的な意味合いを併せ持つこと以上に、現在もなおいわゆる科学的に十分に実証されていない気功の医学の示すような、生命的かつ物理的な威力をも有する、まさに不可思議な生命のエネルギーでもあるのだ。

「気」の有する普遍的効力が、人体のつくりとはたらきの源となって、内外を貫く生命力を形成する、このような大らかな直観的な理念に基づき、易理医学が形成された。そこでは、観念的で、平面的な五臓六腑なる人体のつくりが、外界と内界を連接する圧倒的な気のはたらきによって支配される、独自の生理的な知見中心の医学が展開された。気が生命の源であるから、解剖図においては、魂および精神の高座としての脳も、関係し合う臓器も必要とされず、すべてが気との交流あるのみ。生命力の分配も臓器の連関もすべて気の流れ、気のはたらきでコントロールされるのだ。それゆえに病気とは、まさに病の気であり、気の不調に関わることとなる。

このようにして、「気」のみならず「ドーシャ」などの、いわゆる東洋のいのちを象徴する、物質以前および個的生命以前の生命エネルギーの展開によって、東洋医学独自の、開放系の有機的、すなわち臨床「解剖生理学」が形成されたのである。

現代医学や医療において、西洋の医科学的知見や知識が絶大なる学問や体系をかたちづくり、すでに常識的、権威的な医学の領域を確立したとみなされている。しかし、それは、これまで述べてきたように古代ギリシャ思想の制約された観点のもとで形成されてきた。そこでは同様の伝統のもと、西洋医学という同一的な地平からその進歩史を語ることができ、現代の医学的なレベルから見てヒポクラテスやガレヌスの「医学」に多くの誤りを指摘することはできる。しかし、ギリシャ医学とは異なった文明および地平を持つ、いわゆる東洋の医学に関しては、相互の比較は、結果の評価においてさえ、ひっきょうアバウトにならざるをえない。そこには、決して同次元的に交わることのない、同じ地平で比較することの無意味な世界が横たわっているのだ。

とはいえ、医学を解剖中心に眺めるとしたならば、ギリシャおよびヨーロッパの医学と東洋、とりわけ中国の易理医学との間には当然ながら重なる地平は明らかにある。世界史のなかで、基本的には、医療、医学のかかわる対象と目的は同じであり、医家たちには、おそらくは人体内部の斉一性を否定することができないであろう。したがって人体を克明に描写した西洋の解剖的知見と中国の五臓六腑説は、可視的な解剖所見という点では、同一的な次元および地平にあり、それゆえ両者の比較検証に基づく、「適正」な正誤表の作成および取捨選択は、不可避となる。病気が存在するかぎりその克服に向けての努力(目的)は医療・医学における不可欠の要請となるからである。前野良沢や杉田玄白たちが、東西の解剖図を比較し、五臓六腑説の余りの「誤り」に気づき、『ターヘルアナトミー(解体新書)』を著したのもまさにそのような要請に沿ったものである。解剖所見という点から言えば、確かに東洋と西洋の間には、その知見に明らかな差が見られる。しかしそのことがそのまま医学すべてに当てはまるわけではない。東洋の医学にたいしては、いまだに「遅」や「誤」という判断やまなざしで解釈される傾向が見られるが、ホリスティックで緩慢な予防的および治癒的な効果という面では、東洋医学はむしろ西洋医学に見られない、すぐれた知見および技術を有している。

古代中国やインドでは、自然哲学と生命の哲学が一体となった心身一如の考えが支配的であり、身体を対象化し即物的に観察するという医のスタンスは稀薄であった。したがって生命の源である「ドーシャ」や「気」は、自らが実体として転写されうるとしても、西洋医学において差別化され実体化された生命概念と同じ土俵で比較されることを拒否するであろう。東洋医学の生命の本質は、神話に連接されることのない、究極の物体に還元されることもない、しかし「当事者」には、地に根ざし天を仰ぎ敬うことで、あるいは深く瞑想することによって身体に満ち溢れてくるような、天地や宇宙にあまねく絶対的に平等ないのちに連接する刹那においてであることを、改めて確認しておきたい。

第二章のまとめ

一．認識論的懐疑や反省を経て台頭してきた、ソクラテス―プラトン―アリストテレスに連なる新たな人間主義的な哲学の誕生は、ヨーロッパ医学を大きく旋回させることになった。

二．ピタゴラスの、浄化の魂が宇宙の数理的神秘をめざすという神話が、ソクラテスの三段論法的問答法（産婆術）およびプラトンのイデアによる客観的にして観念的なディアレクティケーを介して、アリストテレスにより質料と形相の論理的かつ覚醒的な運動に昇華されることにより、生命に段階をつける哲学が誕生した。

三．生命に段階をつける哲学が、人体内部でのプネウマ（イデア）の覚醒運動を基調とした生気論 - プネウマ説を誕生させた。

四．エラシストラトスやガレヌスら医家たちは、プネウマ説に基づいて、脳 - 神経系を中枢とする西洋解剖生理学の原型をかたちづくった。

五．中世ヨーロッパでは、キリスト教支配により自由な学問の発展は停滞した。しかし、ルネッサンスを契機に、近代社会の成立とともに人間を中心にした実証主義的、合理主義的な思潮が芽生えてきた。

六．実証主義的思潮を背景に、ヴェサリウスは印刷技術や遠近法に基づく透視図法によりガレヌスの解剖学を修正し、近代的な「正常」解剖学を構築した。

七．デカルトの懐疑と還元の営為は、ピタゴラス―プラトン―アリストテレス系譜の合理的数理の継承と、自我意識を基点とする新たな実体論に基づく、近代合理主義哲学を導いた

八．デカルトの心と肉体の二元に跨った合理主義的な哲学は、自ずと二つの極性に立つ言説

を促すことになり、医学的には、従来の固体と液体の大まかな身体の二様の見方とも重なり、それぞれに対応する物理医学的方法と化学医学的方法が生みだされた。

九．物理医学の祖ともみなされるハーヴェイにより数学と物理に基づいた近代解剖生理学が確立され、プネウマ説が捨てられた。

一〇．人間中心主義に基づいた医学の各々の方法および潮流は、相互の交錯交流の中で、近代ヨーロッパ専門医科学の基礎を築くとともに、新たなかたちをもつ臨床医科学や生命医学をも生み出していった。

一一．東洋の哲学では、そもそも宇宙と我の一体観が支配的であり、それゆえ身体を合理的および実証的に対象化してとらえることもなく、生命を段階づけて理解するということはほとんどなかった。

一二．日本の社会では、「気」は身体的な状態や感情や情緒を表現するとともに、万物の自然や宇宙の現象を表す内外を貫く言葉として、さまざまな意味で日常的に使用されている。自覚的ではないが、「われわれ」はすでにそのような気のあまねく世界の中で生きている。

一三．東洋の医学にたいしては、いまだに「遅」や「誤」という判断やまなざしで解釈される傾向が見られるが、ホリスティックで緩慢な予防的および治癒的な効果という面でも、東洋医学にはむしろ西洋ヨーロッパに見られない、すぐれた知見および技術がある。

一四．「ドーシャ」や「気」に見られる東洋の生命の本質は、西洋の生命概念と同じ土俵で比較されることを拒否する、神話に連接されることのない、究極の物体に還元されることもない、しかし「当事者」には、身体に満ち溢れてくる、まさしく天地や宇宙にあまねく、絶対的に平等なるいのちに連接する刹那においてである。

【注】

（1）『現代哲学事典』（山崎正一・市川浩編、講談社現代新書、一九七〇）五二七頁参照。

（2）アリストテレス『形而上学（上）』（出隆訳、岩波文庫）二一一頁参照。

（3）同右、五七頁参照。

（4）現実態（エネルゲイヤ）と可能態（ディナミス）については、アリストテレス『形而上学（下）』（出隆訳、岩波文庫）の二一〇～二二五頁参照。

（5）小林利弘・荻原欒『西洋古代中世哲学史』（日本大学通信教育部）二一五頁参照。

（6）アリストテレスは、他者に依存せず永遠に必然的に存在する、いわゆる純粋な形相を「不動の第一動者」と名づけた。それは、自らが動かずして他のすべてを動かす原因となり、すべてに先立つ、すなわち最高の真・善・美である神のような存在である。同右一五四～六参照。

（7）ここでは、生物学的な特徴および現象を示す個別的な生命を意味する。河上利勝は、生命の特徴として、自己同一性、動的同一性、繁殖、順応性などをあげる一方で、無生物との境界の判別は困難という説も紹介している（『いのちの医学史的考察』メヂカルフレンド社、一九七五、第7章）。

（8）ヒポクラテスの自然治癒力および体液病理説に対抗して、アスクレピアデス（BC一二〇～?）が唱えた学説である。彼は、古代ギリシャの唯物論哲学、デモクリトスとレウキッポスの原子（アトム）

論をベースに、原子（アルケー、有）固有の機械運動（生成変化）によって、人体内部の仕組みを説明した。主流とはなりえなかったが、後の物質代謝説の先駆となった。

（9）たとえば、血液はすべて肝臓でつくられ、静脈のなかを往復すること、また清浄な血液が肺動脈を通り心臓の右側に戻ること、さらには右心室から血液の一部が中隔の小孔を介して左心室に流れることなど。小川鼎三『医学の歴史』（中央公論社）一二〜一三参照。

（10）視覚遠近図法とは、平面に構造物をパースペクティブな観点から立体的に描写するもので、それは、古代ギリシャの数理—ユークリッド幾何学に基づく論理的な構図法に基づく視覚主体の転換による画法への、すなわち神を視覚主体とした平面的な宗教画から人間を主体として世界を視る図法への、大きな飛躍によって産み出された。

（11）人体のつくりやはたらきを精巧な機械のアナロジーで説明する考えに基づいており、生体のメカニズムという言い方も、そのような発想から生まれてきた。

（12）『医学の歴史』（小川鼎三、中央公論社、一九六四）六七頁参照。アルケウスは、ヒポクラテスの自然治癒力の具体化された「個物」的な存在で、胃や肺などの臓器に内在し、消化や呼吸などを促すはたらきを有するとみなされた。

（13）「悉皆成仏」とは、生きとし生けるものすべてに仏性があり、平等に仏になれるという、大乗仏教の根本的な教義である。

（14）「空的紐帯」とは、一切の恒常的実在（実体）を否定していくことにより、万象のとらわれのない、縁起・相即および連鎖・連携にある関係を表現している。

（15）"Taishukan's GENIUS English-Japanese Dictionary, Second Edition", Taishukan, 1999. 参照。

第三章　近代医科学の功罪

1　すさまじき医科学の衝動

十八世紀の近代ヨーロッパの産業革命は、人間の労働および生活を大きく変貌させた。産業革命の最大の原動力となった科学技術革新は、労働の機械化および自動化を推し進め、資本主義的生産様式の発達とともに、大量生産および拡大再生産を可能にし、社会的生産・流通システム、労働内容や需給関係、生活様式、医療、教育など、社会全般を大きく変えていった。前述の、科学的な方法やデータを重視するヨーロッパ人の合理主義的、経験・実証主義的な、いわゆる自然を支配する科学的なものの考え方が、直接的にはそのような資本主義および科学技術の発達を促す大きな原動力になったことはいうまでもない。だが、それよりも何よりも、そこではそのような思惟や思想活動をも突き動かした人間の限りなき欲望がはたらいていたことを忘れてはならない。

ルネッサンス以来しだいに目覚めてきた富の拡大への欲望が、商業や金融業などにより蓄積された資本を、科学技術革命を媒介に発達してきた工業に投資し、さらなる利潤獲得への衝動をもたらした。商業資本から産業資本へ。欲望の無限性と資源の「稀少性」については、資本主義生産様式の限界（過剰生産と資源枯渇および環境破壊）と、剰余価値由来の不払い労働を生み出すことについては、労資階級差別を産み出す資本主義社会の矛盾（私的所有と搾取、貧富の差、生産力と生産関係）がマルクス（一八一八～八三）によって指摘されたが、今やさらなる科学技術の高度化によって、グローバルな拡大再生産、市場の拡大、および巨大工業体制のもとでの分業化が推し進められ、大きな余剰分（生産力）の配当にあずかる層の増加とともにいずれの限界および矛盾をも相対的な問題としてしまったかのようである。そこでは、生産（労働力商品による生産）と消費（労働力商品の再生産）の環が絶えざる技術革新および労働生産性の向上により、利潤を追い求める、いわゆる資本の自己再生的な論理が貫徹しているとも言えるであろう。

　新たなる時代への趨勢は、言説の推移および創出をも促す。スーパーハイテクのグローバルな高度資本主義社会を目指す時代の流れにあって、労働量に対応する「使用価値」から消費量に対応する「効用」価値説へ、また個人的価値説から社会的価値説すなわち社会的なイメージが開拓する「限界効用」価値説へ、いずれも、生産の「過剰」にたいする欲望やモノの拡大および拡張の対応を視座において、その言説を発展させていった。そもそもモノとは、モノでない何かを、何よりも便利なもの、快感を高揚させるもの、そして神秘的なもの、異界にあるもの、未知なものを象徴する。モノは自らを超え、さらに個人を超えた何かを暗示しシンボライズするからこそ、人の心に容易に獲得できないという「距離」なる壁が発生し、欲望の対象となる。欲望自らもまたつねにそのフロンティアを求め、得がたいもの、珍しいもの、新奇なものへと向かい、商品にならないようなモノをも商品化し、無限に拡張していく。そこでは、ただ新しいというだけで価値あるものと考えてしまうような、人々の欲望を刺激しその欲望に物的、価値的かたちをあたえるごとき欲望のフロンティア拡張を促す、まさに企業と消費者の共犯となるトータルな自動運動──「資本主義」（資本の論理）が展開される[1]。

医療は、いうまでもなく営利目的の企業のように生産にかかわる営為でも場でもない。しかし、医療労働はサービス労働とはいえ、労働の対象（患者）に生活の質 Quality of Life および生産者としての「健康」の回復が見込まれるかぎり、再生産の任務にかかわっていると言える。ただし、全くその見込みなくただ死にゆくだけの存在（たとえば末期患者）あるいは回復の見通しが全く立たない患者（たとえば長期にわたる寝たきりの、いわゆる植物状態や脳死状態にある患者）にたいする医療労働は、そのままではおそらくは何ものをも生産しないとみなされるであろう。しかしグローバルな資本への欲望および衝動は、不生産部門であろうとも、そこに利潤を生む可能性があれば、労働「市場」を開拓する。事実、末期医療や臓器移植にサービス労働者（コーディネータ、医療技術者、宗教技術者）やさまざまな企業（製薬および医療機器企業プロパー、さらには保険会社や葬儀社など）が群がり、決して放置されることはない。

このような経済的観念および資本の論理を突き詰めるならば、生産と消費の過程が効率よく利潤にむすびつくためには、生産、再生産および不生産の各部門間の有効な連携が必要となり、いずれの部門にも資本主義社会特有の重要な役割が課せられることになる。「課せられる」とは、まさしく利潤アップのための、したがってスクラップ・アンド・ビルドが上手く回転し機能することへの限りなき要請を意味する。たとえ人の命にかかわる、すなわち「スクラップ」を限りなくなくすことを使命とする医療といえども、資本主義過程に組み込まれているかぎり、たとえば医療機器メーカーあるいは医薬製品メーカーが医療を市場としてかかわってくることにおいても、この要請を完全には回避することはできないであろう。

しかし、それでも医療の使命は、「スクラップ」を限りなくなくすこと、したがって病気を完全に克服するという、不可能への可能性に向けられる。そこでは、限りなく拡張する欲望は、たんなる剰余としての快感のためでなく、自らの生存にかかわる最も根本的な欲求に根ざし、健康の回復、不安や苦悩からの解放をめざす。それだけにまたその衝動は激しいものとなる。医療労働の機械化および分業化の促進はしたがって、経営効率を上げるという資本主義的衝動を無視することができないとしても、何よりも疾病の克服に向けての医療手段すなわち診断や治療のレベルを上げるための、あくまでも医療者の間で最優先される課題としてある。近代医科学の発達に伴う科学技術装置の導入および専門技術化は、いずれの課題にも応える手っ取り早い、不可避にして有効な方法および手段であったことはいうまでもない。なかでも工学技術装置の果たした役割が大きく、精密機械や電気技術、さらには放射線技術などの医療への適用は、人間的思惟を越え、合目的的にあるいは衝動的にアメーバのごとく分裂し、人体内部にくまなく入り込んでいく、まさに近代ヨーロッパ医科学独特の展開様式を生み出すことになった。

医療の分野において、なかでもその内部の様相を一変させた画期的な出来事は、顕微鏡の発明とレントゲンの発見と言えるであろう。その技術化は、人体内部への主体（医療者）のまなざしの多様な角度・視点・方法を可能にし、いずれもが不可視の可視化というヴェサリウスの透視図法以来の、その手法を大きく越えていくことになった。そこでは、人間身体は即物的な人体として、骨や筋肉、肝臓や肺臓や腎臓などの各器官、各組織の構造や病理（疾病）が、装置を介して微に入り細にわたり、極限に至るまで透視され、観察され、分析され、そして支配されていく。科学技術装置の導入および介在により、人体はもはや小宇宙なる神の創造の秘密を宿す対象ではなく、文明の利器を携えて野生の未開の土地に分け入る、探検家さながらの冒険心と好奇心の対象となった。人の好奇心や欲求は抑えることはできない。「もっと微細に、明瞭に、精確に、……」そのような果てしなき衝動が、技術や装置のさらなる改良および新たな高度な科学技術装置の開発を促していく。

消費者と企業はともにその自動運動の共犯および歯車であることについて前述したが、この資本主義的な関係は医療施設（主に病院）と医療産業（特に医療機器メーカー）との関係についても言える。企業者は医療者の「好奇心」を刺激しその欲望を開拓し、それを商品化する。彼らは、何よりも可視的で即効性を有する医療機器を作り、医療施設に投資し、「科学」と「技術」を「医療産業」の舞台で一体化させることで、日々新たな技術やマーケットを開拓していく。そうして電子顕微鏡やCTおよびMRIや超音波計など、スーパーハイテク医療装置が多くの医療の現場にもたらされた。なお、医科学技術や装置の高度化は、従来の医学に新たな知見を加え新しい医学の分野をも切り開いていく。たとえば、顕微鏡による細胞や遺伝子の発見は、新たに病理細胞学や遺伝子病理学を、細菌やビールスの発見は細菌学や微生物学を誕生させた。また透視技術の高度化は、装置と技術をセットとした放射線医学や超音波医学などの新しい領域をも開拓した。

近代医科学の発展は、工学技術（主に透視装置）の外部からの適用による、生体の内部構造の解明にとどまらなかった。たとえば、電気生理学の進歩は、生体の電気現象の発見と解明を促し、心電計や脳波計および筋電計といった高度な診断装置を産み生体内部の働きを客観的に評価することを可能にした。治療の分野においても、生化学の発達により、人体内部の免疫作用が明らかになり、さらには免疫学や血清学などの学問的な進歩とも相俟って移植技術が進み、移植のためのさまざまな装置が開発されることになった。一方、化学の進歩は、エーテルやクロロホルムの吸入麻酔および殺菌や消毒のための技術および装置をもたらし、外科学を急速に進歩させた。また、ワクチンの開発は疾病予防に効果を発揮し、化学療法と抗生物質の発見は、細菌性疾患の有効な治療技術の開発に結びついた。

輝かしき近代医科学の進歩という明の部面は、しかしつねに暗の部面によって裏切られ、あるいは支えられてきた。暗部を彩る主要な作用因については、前述の「資本の論理」の他に、対外（他国）的防衛および覇権と対内的支配および抑圧の相互（相乗）的な自動メカニズムを内包するいわゆる「国家の論理」を考慮に入れなければならないであろう。ちなみに戦争は、国家の論理が最も際立って作動する事態であり、そこでは国家内的な医療はおおむね国家の覇権意志に隷属し、医療の「共生」という明の土台を支える部分は容易に暗転する。その典型的な例が、戦中の人体実験(2)であろう。もちろんそれは、戦時のみならず平時においても、医科学発展のためという暗黙の国民的合意に促されて、あるいは国家的な栄誉を勝ちとるために、国内法の境界において、その隠蔽や口実が有効であるかぎり、あるいは何ら無自覚なままで、実行され、幾度も司法の場で問われることになった。

もちろんそこには、資本や国家の論理から独立した、医療技術向上のための、「実験」の不可避性が、それゆえにその刃が限りなく生の人体に近接化していくという、医科学のジレンマならぬ論理もはたらいている。合理主義的、実証主義的な医科学は、医療の対象を限りなく即物的にみなすことによって「進歩」を遂げるとともに、その後背に累積する、「好奇心」や野心による身体への侵犯や犠牲を踏み台に成立してきた。医科学の内因性（論理性）という点では、したがって、問題および課題は、むしろ主体の意志が純粋であれ、不純であれ、即物的な方法自体が進歩という享受感覚さえも根こそぎ否定してしまう、そのような事態を招来する可能性を絶えずはらんでいるという点にこそある。

いわゆる医原病は近代医科学に属性的に絶えずつきまとうものであり、「闘い」は、それゆえに、ともすれば果てしなき負のスパイラルの様相を呈してきた。たとえば細菌学の分野において、雑多に存在する病原菌に対するより有効で確かな抗生物質の開発が進められてきたが、しかしその使用のし方しだいで新たに強力な耐性菌を発生させることになった。そこで再びその耐性菌に有効な抗生物質を開発しなければならなくなり、まさに限りなき闘いとなる。科学医療においては、技術や薬剤の開発と生体実験（効果の確認）が最大のメルクマールとなり、ときには治癒を全く無効にするほどの負の結果（医原病など）をもたらすことになる。それでも限りなき疾病の克服という名目のもとで、近代医科学は邁進する。そのような尽きることのない医科学の衝動の背後には、科学的好奇心および探究心にもまして、何よりも治りたい、治したい、克服したいという、まさに負の克服への強い願望や意志が存在する。だが、そのような人間的な願望にたいしては、自然は存外無関心で、人体に必ずや正負の両面の作用を促す。一つの克服、消滅は、再び新たな負を生む。まさに発見、克服、再発を繰り返す、無限のいたちごっこのような、果てしなき闘いとなるのだ。しかもそこには、一つの成果を導くために考案された医療技術が、新たな人類滅亡をもたらす強力な病気を作り出すという、まさに最悪のシナリオさえも用意されているかも知れないのだ。

医療化(3)(medicalization)という言葉が一時期流行したが、実は、それは資本と国家および医科学の論理が相互に組み合うことによってもたらされた近代医科学の衝動、その衝動に基づいた医科学の対象の拡大を促す現代社会の傾向を表現していた。すなわちそのような衝動と論理の需給関係のなかで、近代医科学は、実験に基づく日々新たなる発見と病気の境界づけおよび命名・記述によって、人体の疾病の微積分的な刻印および拡大を促した。その先端領域においては、たとえば物質的なものと精神的なものの、あるいは合理的なものと神秘的なものの境界線上でさまよっているようなフロンティア「科学技術」(移植技術、遺伝子操作、バーチャル・リアリティ、人工知能など)により、容貌や姿形、あるいは情動や性格・気質などの多様性にメスと木槌が持ち込まれ、医家たちは未登記の疾病や病気の申請に、さらには未来の人間存在の存在性を揺るがす決断や選択に迫られている。他方、我々人間の、個人の苦痛や苦悩の解除に対する要求閾値が、医科学の進歩と企業や国家や司法および科学界の要請によって引き下げられてもいる。最悪のシナリオを回避するためには、そのように拡張され拡大再生産される医科学的衝動や医療の背景にも留意しなければならない。また、核燃料廃棄物さながら高度なテクノロジーが産み出す「医療廃棄物」にたいしても、もはやリサイクルおよびスクラップの技術さえも追いつけなくなりつつある、まさに文明の危機についても想到しないわけにはいかない。

医科学的衝動は人間身体から魂を追い出し、はては緩慢で「曖昧な」東洋の医学さえも踏み越えてしまったかのようである。そのすさまじさとは、しかし、あたかも捨てられた魂の怨念が取りついたかのごとく、まさしく絶対宗教さながらのはてしなき衝動に貫かれている。

2　捨てられた魂の行方

古代ギリシャにおいて、ディアレクティックに運動する個的魂すなわちプネウマ自らが人体内部を覚醒のための場とすることによって、解剖生理学の基礎、すなわち身体のつくりとはたらきの系、いわゆる統一体としての内部系が構成された。近代に入って、すでに「汚体」となった人体の、所与のしくみとはたらきを即物的に、さらに緻密に、いかに論理的、実証的に確かなものとしていくかが医の課題となり、科学主義的方法はその課題に応える最適な役割を担うことになった。解剖生理学は近代科学の洗礼を受け、その生みの親でもあったプネウマは非科学的な遺物となり捨てられ、さらなる医科学のすさまじき衝動のもと、すべての医家たちの脳髄からその記憶の痕跡さえも消し去られてしまった。

これまでの解剖生理と魂（プネウマ）との縁を辿ると、そういう説明になる。しかし、結末の真相は少し違っていた。前章でも少し触れたが、実は、当のプネウマは物理医学派によって捨てられ（無自覚化され）たが、化学医学派を介して、失われた輪郭と生命性を輔弼するかたちで、ヒポクラテス由来の自然治癒力に内在し、新たなる生気論において姿を変えて復活していたのだ。化学医学説から生気論へ、この系譜における医の哲学とは一体どのようなものであったか。そしてプネウマはどのように変貌を遂げていったのだろうか。この点について振り返って考えてみたい。

化学医学派の人たちは、実は、古代ギリシャ伝統の神秘主義とアリストテレスの個物主義を結びつけ、大宇宙（神）と小宇宙（個物および固体：アトムおよびモナド）との調和を説いた、当時のいわゆるルネッサンスの哲学の影響を受けていた。[4] 彼らは、自然治癒力を体内の臓器などに配当し、それぞれが独自の神性由来の調和能力を持っていると見立て、体内生理のメカニズムを化学的面から解釈しようとしたのである。なお、その先駆的役割を果たしたのは、前述の、化学医学の祖と呼ばれているパラツェルズスだった。

パラツェルズスは、ヒポクラテスの自然哲学に依拠した液体病理説を継承する一方で、イオウ、水銀、塩などの化学物質を第一質料とするなど個物主義に基づき人体の基礎的な解釈を行った。他方「人体は大宇宙の縮図」とみなし、ピタゴラス―プラトン由来の神秘主義的な観点をも踏まえ、ヒポクラテスの自然治癒力を、各臓器において独自のはたらきをなす霊的な個物すなわちアルケウスと見立てた。まさに自然治癒力のプネウマ化である。後の化学医学派のヘルモントは、そんなパラツェルズスのアルケウスを具象化させ、再びプネウマ説を応用し、アルケウスを各臓器や器官に存在するアルケウス・インジートゥスと、そのような個別のアルケウスを統御し命令する、脳に内在するアルケウス・インフルウスとに分け、後者を、生理的、精神的作用の原動力とみなした。

ボルデューは、化学医学派により個物化され神秘化された自然治癒力―アルケウスを、ライプニッツ（一六四六〜一七一六）の合理的唯心論哲学に基づき、身体の各部に存在する不分割にして最小の形而上学的点（「宇宙の生ける鏡」：モナド）とみなし、アリストテレスの魂（プネウマ）の素朴な生気論（エンテレケイア）を越える独自の固有生命論、すなわち新たな合理的な生気論を説いた。なかでもとりわけ画期的な観点は、感覚性の源である脳に末梢の各器官に相当する領域があり、それぞれの領域からアルケウス・インフルウス様のモナドが径路を介してそれぞれの末梢に放出されるという、ヘルモントの脳統御説を発展的にとらえた点にある。そこにはすでに現代の大脳局在論生成に繋がる発想が見られた。なお、そのような局在論的な発想においても、デカルト的心身二元論を連続的な相および系の下で一元的に解釈しようとするライプニッツの唯心論的な哲学が反映していた。

ライプニッツの哲学は、物質、有機物、精神のそれぞれに裸のモナド monades toutes nues、有機（生命）的モナド、悟性のモナドを対応させ、さらに最高の段階のモナドを神とみなし人間の統覚とする、そのような連続し調和せる心身統一の演繹的なモナドロジィ体系を基調としていた。それは、アリストテレスのエンテレケイアに基づく段階づけられた生命論との類似性を示しており、覚醒するプネウマのドラマの復刻版のごとく、同観点の密やかな継承は否定できない。しかしそこには、デカルトの自我主義的還元―合理主義経由により洗練された科学的生命観への大きな飛躍があった。この飛躍を享受したボルデューの医の哲学は、身体の内部系に関して、脳と他の諸部分との関連性にたいする合理的な説明を、また各生命（モナド）をすべての器官や組織において連続せる「層」として統合的に把握することを可能にした。そこでは、統覚をつかさどる精神の層を頂点に、合理的思惟をになう悟性的自我の層および有機的生命の層、さらにその下に物質（肉体）の層という、身体の各部を魂の覚醒のための「場」ではなく、魂の辿った覚醒の痕跡を有する調和ある「層」構造としてとらえられた。

化学医学派から生気論派に至る、生命はそれぞれの層において自発的に活動し作用するという、そのような医の哲学的観点は、とりわけ西洋医科学の発展史において、脳―神経系の革新的な言説のみならず、プネウマ‐モナド的微小表象を宿すホルモンや酵素、さらには刺激や感応性など、物化され、客観化された生命の新たなかたちおよび生理学的言説をも形成し、新陳代謝や内分泌さらには神経や精神のはたらきにもおよぶ、新規の医学的領域を開拓させていった。

近代以降の、ヨーロッパ生理・神経医学および精神医学思想史の展開過程を考察する上では、化学医学派や生気論者たちの果たした格別の役割を考慮しなければならないであろう。しかし同時に、物理医学派などによる唯物的科学主義の果たした重要な役割についても検討する必要がある。魂が合理的な生命となりえたのは、またそのようになることで絶えず物化されざるをえないのは、近代医学のまなざしを宿命づける科学および科学主義が存在したからである。「科学」ということでは、数理と実証および演繹と帰納の、二様の思考態度による方法的な結びつきが重要な契機となるが、実際的な態勢としてはやはり即物的な対象化が前提となり、「主義」の範疇に属することになる。ゆえに、科学主義とは、唯心的なコギト中心主義のネガとして、おおむね唯物的科学主義となる。即物的な観点は、科学的衝動のコアをなす人間の情動や欲望さえもたんなる物質的なモノに還元させるほどに、唯心的観点よりもはるかに大きな支配力を有し、より強力な動力源となりうるのだ。

もちろん唯物的科学主義とはいえ、思考のはたらきにたいしては、その不可視性および遡行性ゆえに、自身の対象化には限界を伴う。それゆえにプネウマを捨てた物理医学派の人たちは、実は、自らが神聖なる魂の思考（ロゴス）に基づき身体を唯物的に対象化し合理的に解釈しようとしていたということに全く自覚的ではなかった。唯物的科学主義の強力性とは、もとを正せばそのような、すなわち神聖なる心性の強力性ではなかったか。唯物的局面の徹底が精神的局面を増幅させ自立させるというアイロニカルな結果をもたらすことになったのも、その真相を物語っている。にもかかわらず、いわゆる唯物論者や科学主義者たちが、今もなお、すべての現象が心性的なはたらきとは無縁で、思考も情動も精神もひっきょうメカニックなモノにすぎない、あるいはメカニックに解釈することが可能だ、と嘯くことはいかに自らを欺くことになるか。唯物的な潜勢力とは、神聖なる心性に裏打ちされた無自覚の、ひっきょうオルフェウス教的まなざしの「傲慢」によって支えられていることを忘れてはならない。

ところで、人体を唯物的にとらえる医学的言説は、古代においても、たとえばプネウマ説と真っ向から対立する固体病理説などがあったように、何も物理医学派によってはじめて誕生したわけではない。唯物的なまなざしからするならば、確かに人の生命や欲望だけでなく意識活動もまた、機械的な運動の範疇としてとらえることができる。にもかかわらず、唯物的な解釈で自らを欺くことも、あるいは満足できないのも、人間が人間なる所以でもあろうか。いみじくもそのような思考は、デモクリトスとレウキッポスの一連の原子唯物論の系譜が示すように、哲学的には時代の主流を形成することはなかった。その点では物理医学派も同じ運命を辿ることになる。しかし彼らの即物的な方法は、近代医科学の原動力となり、多くの医療機器や装置および高度な医療技術を産み出し、医学を医科学として飛躍的に発達させる大きな役割を果たすことになったことを忘れてはならない。

近代医学は唯物的科学主義の方法を優先的に選択しつつも、人間の生命活動や意識および精神的なはたらきを医の心的なまなざしから見放すことはできなかった。何よりも、魂を捨てた医科学においてなおも問題となるのは、ぜんまい仕掛けの人形、現在ではリモコン人形のようになった人間身体であってさえ、それを動かす、すなわちスイッチのオン・オフをつかさどる意識の所在についてである。従来この「意識」は、魂や精神的および心的なものに従属したままで、ことさら思考の対象とはならなかった。デカルトの自我意識すなわち「純粋意識」の覚醒によって初めて医学的に問題になったのである。

ちなみにデカルトは、魂さえも入れる意識のスイッチの体内部位を動物精気の統御の中心である松果体に置き、そのスイッチを作動させる主体を自我意識とみなしたが、いずれにしてもそのような意識のオン・オフのスイッチボタンを体内に局在化させることにより、伝統の魂と肉体ならぬ、心と身体の二元論を誕生させることとなった。なおこのような哲学的着想が、「意識」を軸にした医の哲学を背景にして、前述したように、物理医学の発展のみならず唯心的な医学的解釈を可能にし、脳を中枢とした生気論、さらには意識―精神に関わる独自の領域をも産み出し、いずれも近代および現代医科学の特殊な、しかし重要な役割をになう専門領域を形成していく支えとなった。

問題は、デカルトによって初めて、「意識」が精神的な活動と区別してとらえられることになったという点にある。もちろんこの点については彼自身それほど明確に自覚していたわけではなかったが、いわゆる経験主義哲学の系譜において展開してきた、意識および意識内容の源泉（事実）を感覚や知覚におき、形而上学的な独断を排した認識論的な哲学[5]が、両者の区別を判然とさせることになった。正しくは、意識が感覚や知覚の直接的な事実と結びつけられることによって、思考や意志などの精神的な活動との区別が明瞭になってきたと言うべきか。いずれにしても、この意識が精神と感覚の蝶番となるような関係思考が、近代医学の体系に直接反映することになったことは想像に難くない。

なお、近代の解剖生理学の、とりわけ感覚や意識および精神の関わる領域およびメカニズムについての成り立ちを考えるならば、経験主義哲学のなかでも、トマス・ホッブス（一五八八〜一六七九）による運動—感覚—脳髄をめぐる言説、すなわち感覚器由来の外界から受けた刺激に衝動的な力 conatus をもつ中枢（脳髄）が反応し、外界に反対運動を示すという、そのような唯物科学主義的な哲学的言説および発想[6]の与えたインパクトは大きいと言えるであろう。現代の医科学においても、全般的かつ基本的にはそのようにイメージされるが、しかしその内実たるやはるかに複雑かつ高度なレベルに至っている。

実験脳生理学の発達により、現在の大脳生理学では、中枢機能については、局在論的におおむね呼吸や循環など直接生命維持に関わる中枢は延髄や橋・視床などの脳幹に、意識のオン・オフに関わる中枢は脳幹網様体に、運動や知覚、記憶や感情、さらには思考や情動などに関わる中枢は大脳皮質の各領域や大脳辺縁系にあるとみなされている。また、感覚と意識および精神作用の関係については、そのような中枢機能と末梢との間の神経系システムを介して次のようにとらえられる。末梢の各感覚器において外界から受容されたインパルスが、体内の神経求心径路を上昇し、先ずは脳幹網様体を刺激し意識を覚醒させ（非特殊投射系）、同時に各感覚器に対応した大脳皮質の感覚領野を刺激し、知覚作用を促す（特殊投射系）、と。精神作用については、そのようなそれぞれの感覚あるいは知覚野における喚起が連合野を介して、皮質前頭前野を中心に相互に関連づけられ、営まれる、と解釈される(7)。

ただそのような現代の大脳生理学的言説は、たとえば精神作用を身体の器質的な面からその対応関係を類推し読みとるものであって、精神そのものすなわち肉体に対応する客観的な精神の内容については何も語っていない。それは、もともと意識内容にかかわる事柄であり、物質的、生命的な層や秩序と「連続する」というよりもむしろ「平行する」特殊で心的な対象領域であり、この暗喩を前提にしている点では、現代の大脳生理学も心身二元論の延長線上においてである。とはいえ、そのような近代的思考が、感覚器や脳幹および大脳皮質における、構造と機能の緻密な関係を高質な言説として定着させ、医科学的診断や治療に大いに「貢献」したことの意義は評価されなければならない。また、たとえば脳幹部がダメージを受けるか、あるいは麻酔注射により脳幹部の機能が低下すれば、意識が喪失し「すべてが無」になるという、そのような合理的かつ唯物的な脱宗教的言説をもたらしたことにも留意されるべきであろう。

ちなみに現代医学では、生体を連続的、統一的にとらえようとする観点から、物質（肉体）と精神との間の関連性が重視され、関連の濃度および比重に対応した専門領域として、解剖学、解剖生理学、生理心理学、心療内科学、臨床心理学、神経医学、精神医学などといった学問が重層的に配置され、単純な二元論や局在論のレベルを越えようとする努力が窺える。生命・心的領域での各専門学の誕生はその「成果」でもあった。しかし、そのような努力も、そもそも生気論的な発想に基づくものであり、結局は、対象化、無限遡行および即物化は不可避であり、本質的にはデカルトの心身二元論を越えることはできない。

ヨーロッパ的思惟の伝統のもとで差別化された魂の痕跡領域に、連続性を求める観点を合理的に設定しようとしても、自体の根本的な「反省」もないままに、制約され対象化された「心」や「精神」を前提にしているかぎり、自ずと限界を生ずるのは当然であろう。なお、この辺りの根本的かつ批判的な検討については、この後の章でとりあげることにしよう。

3 飛翔する精神とともに

近代唯物的科学主義によって身体から追い出された魂（プネウマ）は、一旦は姿を変えて身体に棲みついたが、自らが合理的な生命として物化されるにおよび、再び「意識」を介して身体から追い出される運命に立たされることになった。その先はもはや「精神」とともにするほかなかったが、果たしてその運命たるや、精神が現代医学の心的な領域としてその地位を獲得していく道程のなかで、いかなる経緯を辿ることになったのであろうか。

ちなみに精神が本格的に医学分野で扱われるようになったのは、おそらく十八世紀後半から十九世紀にかけてであり、いわゆる精神医学もその頃に誕生したと言えようか。改めてその変遷をたどるならば、前述の生気論が脳―神経系の機能との関連のもとで語られ、さらには解剖生理が臨床的な知見と結びつく、すなわち脳―神経系の機能が現象としての精神的な疾患との関連のもとで語られはじめた、ちょうどその頃が大きなターニングポイントになったのではないか、と思われる。とりわけ、ピネル（一七四五～一八二六）とライル（一七五九～一八一三）の学説および活動の果たした役割は大きかった。とはいえ、いうまでもなく彼ら以前の先駆的な「業績」にも注意が払われるべきであろう。

先ずはピネルについて。彼の学説は、カレン（一七一〇～九〇）の神経病理説に基づいていた。カレンは、線維の緊張および張力に基づく神経還元主義を説いたF・ホフマン（一六六〇～一七四二）や、神経をあらゆる感覚の源とみなし、さらに意識的な運動を脳の精神作用に関係付けたハルレル（一七〇八～七七）たちの言説に影響を受け、生気（固有の生命力）を、神経系を経由して体とその運動に程よい緊張を作り出す神経力 Nervenkraft の表出としてとらえ、さらにその過剰や消失すなわち脳の痙攣 Spasmus や無緊張 Atonie を神経症 Neurose の要因とみなし、すべての疾患を神経機能に還元して説明づけた。ピネルは、カレンのこのような神経病理説を継承し、臨床の現場で神経症や精神病について科学的な観察を深め、精神病を単一の経過を辿る疾病とみなす「単一精神病論」を唱え、世界最初の精神医学の教科書を作成した。

なおピネルの医の哲学は、ア・プリオリな悟性概念に基づいたカント（一七二四〜一八〇四）の哲学に従っており、精神病も悟性の障害のようにとらえていた。それゆえ、彼は、精神病者を「狂者」でなく同等の人間として扱い、監獄から保護院へ身柄を移し、彼らを隔離や鎖から解放した。しかし、M・フーコー（一九二六〜八四）によるならば、保護院とは、「社会の外面上の境界線で生まれる精神錯乱が解消される、道徳的な「統合化の土地」であり、法の画一的な領域」[8]にほかならない。したがって、ピネルの努力は、ひっきょう「狂者」に対して監獄での監禁（鎖）の代償に、医学的支配と道徳的な監視をはりめぐらしたにすぎなかった、ということになる。

次にライルについてだが、彼は、カレンの説とは異なるブラウン（一七三五〜八八）の神経の興奮性の概念を応用し、生物学的精神病理学を説き、脳の変化の予測される効果的な身体的治療法を駆使した。彼もまた、ピネル同様カント哲学に依拠し、生命力は超感覚的な力ではない、いずれの器官や組織にも固有の生命、固有の興奮性と疾病素因があり、病気は、身体とその部分の正常「混合」と正常「形態」との異変による身体現象の異常発現であるとみなした。このようなライルの「生命について」の言説[9]には、対象界に合目的性を認めるカント哲学の反省的判断力[10] reflektierende Urteilskraft がはたらいており、彼のそのような生物科学的な方法は器質的な治療法の先がけとなった。

なお、彼もまた、自ら治療的アサイラムの組織化に尽力し、精神病理学に基づいた医学を治療的な専門職にしようと社会的に奮闘した。しかし彼のそのような努力も、ピネル同様、「狂者」を道徳的に精神病者として承認し「社会的な型」にはめ込む、医学的および法的根拠を提供することになっただけではなかったか。

精神医学誕生の途を切り開いたピネルとライル。この両者に属する「業績」も問題も、いずれもカントの悟性と道徳の哲学に濃厚に関係している。とりわけ「医師」たる権威ある道徳と医学の主体は、まさにカントの厳格な保守的主体の引き写しでもあった。すなわち彼ら「医師」たちは、無自覚的なままでカント由来の科学的悟性概念と保守的道徳観念に支えられた、時代の、混沌たる精神的基準の下で、「狂気」を精神異常としてまなざし、診断し、分割し、そして従わせたのだ。こうして精神病と精神医学、精神病者と精神科医が誕生した。したがって彼らの「業績」は、当初より大きな矛盾を抱えていた。だが、そのことはカントの生命哲学や彼らの生命科学的な学説が、近・現代医科学を哲学的に支えるなおも有効な観点を共有し提供している、という認識までも否定するものではない。ではその有効性とはどこにあるのか。医の哲学および生命の科学という観点から、改めてカント哲学に言及しておこう。

カント哲学の最大の「功績」といえば、経験主義の哲学と合理主義の哲学、すなわち帰納法と演繹法を契合させ、すでにその成就のもとで芽生えてきた自然科学を、ア・プリオリに純粋自我化された超越的な経験一般と意識一般とにより哲学的に権利づけた点にある。前者は時間と空間の直観形式であり、後者は、直観と想像力と悟性との動的な総合および根源的統一を目指す。なお、直観と悟性概念とを総合し自然科学を可能ならしめる能力として、感性や悟性とは別に判断力のはたらきが重視される。それは、自然科学の成り立ちに限定的にかかわるだけではなく、同時に所与の特殊から普遍的なものを導く能力を有する。そのような能力こそが、生命の世界にかかわる反省的判断力であったのだ。それは、認識の対象界と理性 Vernunft を中心とした物自体 Ding an sich の世界（叡智界）とを結びつけるはたらきを行うというもの。こうして彼は、知識の基礎を命題において考え、自然科学と生命の合目的性を哲学的に基礎づけ権利づけることに成功し、近代医科学の医のまなざしを正当化した。そしてそのことが大学の哲学および医学としての権威化の途を準備することにもつながったのだが[11]……。

ピネルやライルの精神医学においては、あくまでも臨床的な場面における患者との対面が中心にあった。カント哲学の明晰なる悟性と理性の純粋自我の、いわゆる「現前」の形而上学は、それゆえ彼らの思惟態勢を生命科学的な観点から支えることができた。しかしそれはあくまでも個的な人間の精神の範疇にかかわるかぎりであり、個を越える特性をもはらむ精神については不可知のままであった。精神医学者たちの中には、ライルが後年逡巡したように、しだいに患者個人の症状のみに集約される残余の限界感覚から、新たに個を越え、個の背景をなす宗教的、社会的な精神の解釈を必要とする医家も出てきた。くしくも時代の大学の哲学はカント哲学からいわゆるロマン派観念論の哲学へ推移しようとしていた。カントの有限なる自我自らが物自体の世界に入り、自然や芸術さらには社会の諸々の事象を我がものとしていく、個を越えて自立化する無限の自我すなわち絶対的な精神 Geist への変身。それは、大学中心の観念的な精神医学のはじまりと、拡張する欲望がモノ自体に向かいはじめた資本主義の爛熟期に、そして覚醒するプネウマが起死回生する時期にも重なっていた。

ところで時代の思潮となったロマン派観念論は、当初は「純粋意識」にいまだ自我なる衣をまとわせていた。しかしデカルトのコギトがカントからフィヒテ（一七六二～一八一四）を経てシェリング（一七五五～一八五四）の哲学に至り、そのような自我性が脱ぎ捨てられ、コギトは自然の進化の所産としての、自我と神の合一した、主観と客観の背後に潜む、同一無差別者的な存在（絶対無底の精神）となった。有限な自我から、自然および芸術を貫き包含する無限な精神へ、その飛躍を促した自然と精神の覚醒の哲学こそがシェリングの哲学であった。そこでは、自然哲学における観点の根本的な転換が見られた。フィヒテは、カントの重視した判断力を越えた、自我の生産的想像力 produktive Einbildungskraft を重視し、その能力のはたらきにより表象の演繹を試み、非我（自然）を媒介に理論的自我（精神）が成立していく歴史を反省的に明らかにしようとした。それにたいして、シェリングは、それでは自然はたんなる自我の実現の手段でしかなく、それ自身の意味は否定されるとみなし、自然はそれ自体において、自我以前の自我、すなわち可視的な精神（対象的な理性）であるとしたのである。したがって彼の自然哲学は、自然物質自体に内在する力（斥力と引力）、すなわち自然力による化学的、電気的および磁気的な段階をへて、弁証法的に感覚的能力を持つ有機体へと展開する、まさしく「成長しつつある飛翔せる精神」の哲学となった。

このようなシェリングの自然・精神の解釈はいまだ芸術的直観の域に留まり、有限なる自我や自然が同一無差別者からどのようにして現象してくるかの説明がなかった。絶対神の主体性を重んじたヘーゲル（一七七〇〜一八三一）は、自然は神からの脱落ではなく、神なる生命主体の自覚のための否定的媒介であるとみなし、シェリングの精神を自立自転する主体的な精神、すなわち一層高みへと飛翔する現象的かつ論理的な巨大な存在へと展開させた。主観的精神から社会的・客観的精神へ、さらには神の絶対知すなわち絶対精神に帰着する、彼の高邁なる直観と反省の哲学は、ロマン派観念論を最高度に高め、精神が、自然を「手段」（汚体）としてあらゆる事象を我がものとしながら、弁証法的に自らの神性を顕現していくという、まさしくプネウマのディアレクティックな覚醒運動を、個を越えたプシュケーとともに精神の自立自転する壮大なる世界観に投影し拡大したのである。

ヘーゲル哲学に極まるロマン派観念論の、その精神医学に対する影響を考える上で重要な哲学的観点となるのは、精神が個的な現象であるとともに個を超える契機を併せ持つという解釈を可能にしたという点、そして何よりもその超越が、神聖の絶対性への、すなわち密かに魂の浄化する古代神話への回帰を伴ったという点にある。それゆえ精神障害とは、浄化（上昇）を拒むものに対する「神のたたり」「罪」「悪徳」の結果であるか、さもなければそもそも精神とは神聖なるゆえに病や障害と無縁であるからたんなる「汚体」に刻印された器質的な障害の反映であるかの、いずれかの医学的結論に帰着することになった。ライル以後の精神医学の、いわゆる精神病にたいする主たる解釈が、心理主義と身体主義に分かれたのもそのためである。[12]しかし、両者とも精神を神聖なる形而上学的観点から了解していた点では、同根の医の哲学および「単一の精神」を共有していたことになる。もちろんこのような精神なるものの道徳的な解釈は、カントの形而上学に由来するものでもあり、したがって、前述したように、精神の内実を不問にしたままの、ピネルやライルたちによる「狂者」の解放も、偽善（新たな鎖をかけることになったという点で）であり、当初より精神医学における治癒概念においては、大いなる限界（鎖からの完全な自由を阻むという点で）をはらんでいたのである。

とはいえ、現代の医学歴史家たちは、宗教によって中世医学の発達が妨げられたと同じように、ロマン主義的観念論が医学によくない影響だけを与えたとか、シェリングの哲学は自然科学であるべき医学を直観や思弁で片付け、真の医学の進歩に有害であったとみなしがちであるが、第二章でも指摘したように、そのような言説は必ずしも妥当とはいえない。当時の思潮が個を越えていく精神の哲学を基調にしていたからこそ、精神医学の新たな観点および領域が見出されることになったこと、このことは有害無害の評価以前の、先ずは事実あるいは出来事としてとらえるべきであろう。ただし、そのようにして誕生した精神医学に、果たして問題があるかないかという考察判断は、また別の事柄である。大学の哲学が聖なる精神の哲学を産み落とし、その精神が医学に持ち込まれた。その結果、次第に専門職になりつつあった科学的にして道徳的な精神科医療が、大学の医学部の聖なる精神医学の領域に組み込まれることによって[13]、ますます権威高くなり、皮肉にもそのことが観念的で閉鎖的な医療を促し、再び隔離と差別の医療に手を染めていくことにもなった[14]。それゆえの限界あるいは特性をどのようにとらえるかということは、やはり重要な課題であろう。

神聖なる道徳的な解釈に基づく精神医学は、いずれにしても自らの権威をそれほど長く維持することはできなかった。その衰退は、いみじくもへーゲル哲学の破綻とともに始まった。へーゲルによって高められ体系化されたロマン派観念論の精神の哲学が、フォイエルバッハ（一八〇四〜七二）、マルクス、キルケゴール（一八一三〜五五）、ショーペンハウエル（一七八八〜一八六〇）、さらにはフッサール（一八五九〜一九三八）やニーチェ（一八四四〜一九〇〇）ら哲学者たちによって、デカルトを越える徹底した懐疑や還元を通して批判され、相対化されあるいは解体されるとともに、精神の医学もまたその限界を露わにしていった。……しかし、それでも現在もなお、いやむしろ現代においてなお一層、精神医学が脚光を浴び、さまざまな分野で期待されるようになっているのは何ゆえだろうか。

その理由の一つとして、ヘーゲルの精神が、絶対精神に帰着する神の弁証法的自己完成運動を行うものであり、それゆえにまた単一的で、客観的で、なお現象学的であったため、[15]たとえ精神から神聖的なファクターおよび魂が抜き取られたとしても、その自存性が崩壊するまでには至らなかったという点が挙げられるであろう。とりわけ、彼の精神とは、単なる反省やコギトによってとらえられた、自己の内面にのみ関わるような精神でなく、歴史的連関や人間的環境に拡がっている、まさに社会的な精神であったからでもある。[16]しかし、最も大きな理由は、何よりも精神医療自体、その誕生以来神経科学派が主流を形成し、「魔術的次元の抽象化」という限界をはらみながらも、また生物学的還元主義という批判を受けながらも、同根の医科学と大きな齟齬を来たすことなく、近・現代医療の確たる一翼を担うことができたことにあった。

4　運命をいかに享受すべきか

ロマン派観念論の衰退により、精神医学のアカデミーも神聖なる道徳的な衣を脱ぎ捨て、しだいに自然科学の衣を身にまとった「生物主義的精神学」や「精神物理学」および「生理学的心理学」のような、まさに器質学的な観点に依拠した精神医学が中心となっていった。そのような潮流のなか、精神は現象としてのみ即物的に対象化され分析されるようになり、覚醒する「プネウマ」の精神は根こそぎ解体されることになった。一方、ヘーゲルの社会的精神は、精神に映ずる社会環境的ファクターをクローズアップさせることになり、社会心理学的な精神分析の方法を生み出すことになった。

フロイト（一八五六〜一九三九）による精神分析学の誕生は、まさにそのような時代の潮流に促されるようにして、個の精神障害を現象として客観的かつ科学的に観察するという神経科学派の観点と、個を超えた社会的「背景」が個の精神の障害に関わっているという観点との結合によって、迷走する精神医学に新たな方向性を与え、また混迷する時代状況に画期的な一石を投じることになった。

前者の観点に関しては、フロイト自らが神経科学および精神病理学さらには動物磁気説や催眠療法（メスメル）などを学び、精神を道徳的な絶対神と切り離し、単一的、統一的にたんなる生物学的事象として現象的かつ客観的にとらえた。また後者に関しては、症状の羅列よりも病者の心理とその個人としての生活史や家族関係の分析に重きを置いた。そうして彼は、理論的に人の精神内容を感情、思考、意志の過程と見定め、また人の意識構造の分割に基づき意識下（無意識・性的欲望）の領域を開拓し、臨床的には、精神障害者の治療において、その人自身の意識下のエロスやタナトスを「透視」し、たとえば生活環境（家族関係など）と関連づけながら夢の分析を行うなどして、フロイト独自の斬新かつ画期的な精神医学、すなわち精神分析の理論と方法を確立したのである。

なお、いうまでもないことだが、フロイトの精神分析の理論形成において、時代の哲学的な影響は無視できない。彼の〈無意識・性的欲望〉の領域理論には、明らかに自我主義に貫かれたカントの「物自体」の哲学、および東洋思想に影響を受けたショーペンハウエルやニーチェの、「無」や「権力」を志向する意志の哲学など、まさに視覚を軸にした自我主義的遠近法と非理性的解釈哲学なる、近代主義的限界と脱近代的な革新性の両面を併せ持つ時代の哲学が反映していた。しかし、フロイト理論の画期性は、そのような哲学を、結果的には、身体と精神の診断（実在―対象化）と治療（変革）の、医の哲学として昇華させた点にある。それゆえにそれは、伝統の「有罪宣言を行う」ような道徳的な精神医学を打開し、「無意識」と社会意識の結びついた新しい「精神医学」の方法をもたらすと同時に、新しい哲学思想（構造主義）産出の起爆剤ともなりえたのである。

ところで、医学に魂などといった非科学的なものは必要ないという唯物的な主張は、近代医学の信念となり、現代では、医科学は魂とは全く無縁の地平で進歩してきた、と思われている。……しかし、医学思想的な観点からこれまで述べてきたように、科学医学にせよ、精神医学にせよ、いずれも魂や神などのスピリチュアルなものとの関わりのなかで生成し、構築されてきた。したがって、いかに医学が科学的で唯物的であるかをその進歩の象徴として誇示したとしても、あるいはそのように誇示すれば誇示するほど、それだけ自らの信念を裏切ることになるであろう。それは、唯物的であればあるほど唯心的に、また科学的であることを主張すればするほど非科学的な表象を露出することになることを意味する。この表裏の皮肉な関係に無知であることが明らかに現代医学や医療事情をより一層混迷させ、精神をも即物化する医科学の衝動を上手くコントロールできない状況をつくり出していると言えるであろう。

ヨーロッパ医学は、魂によって人体を組織立った信念体系として構築し、魂の存在を見限る、あるいは消し去る（無自覚化する）ことによって、人体の構造と機能の科学的普遍性の権威ある名誉を手に入れ、いわゆる科学的医学としての地位を築き上げて来た。そのようなヨーロッパ医学の成り立ちから発展に至る経緯は、まさに運命的なものであって、現代社会においてその歴史はもはや余人とも拒否できないほどの威力を示している。したがって、課題は、この運命をいかに受容すべきかの一点に絞られてくる。医科学の功罪を問うことは、その課題に応えるための不可避の前提となるであろう。とはいえ、一体そのような功罪を問うこと自体可能であるのだろうか。正しい判断や判別には、具体的、個別的な検証に基づいた評価および反省が必要となるが、概して医学医療という大掛かりな体系および装置に対する場合は、全般的、総合的な観点から概括的に述べざるをえないし、また、ときには科学技術史的な視野に立った検証も必要となるであろう。

「最大多数の最大幸福」という観点から言えば、科学技術の果たした貢献度は大きい。世界の距離を大幅に縮め、人類に快適かつ便利な生活をもたらし、さまざまな難病を克服し、長寿を約束した。大まかに言えば、これは確かに功績と言えるであろう。しかし、それは同時に多くの犠牲や恐怖さらには破壊や疎外などを伴っていた、その事実に目をつぶるわけにはいかない。この「罪」なる負の面に眼を向けるならば、さしずめ「功」なる面も霞んでしまうほどに科学技術のもたらした現実は、いかなる評価をも拒絶してしまうほどのカオスの状態を想像させる。

とりわけ、不可逆な一瞬、地球的破壊の危機を現前させる役割を担った罪（世界大戦）、およびかかる危機を現在もなお増幅させていること（地球温暖化や核燃料廃棄物、そして何よりも膨大な核貯蔵）の「罪」は、いかなる功をも無化してしまうかも知れない。しかし仮にそうだとしても、もはやこの趨勢は運命と受け入れざるをえないという諦観をも余儀なくさせてやまない。だが、それでも同時代を生きている我々にとっては、現状をいかに受け入れるべきかについて、少なくともその反省と検証の権利は絶えず確保しておかなければならない。たとえ議論不可能と思われる命題に直面しても、「功」の面に光を当て、「罪」の部分に対しては反省と減殺を重ねる、これしかないのである。たとえ、両者の境界判別自体が困難であったとしても、である。医学医療の分野において、なおのことこの関心は高揚されねばならないのだ。

現代医学を享受する上で不可欠な態勢は、何よりも前人の医学医療における努力とその成果に対する深い反省を踏まえての確かな継承と、さらなる発展に向けての絶えざる検証である。たとえば、医科学の主要な「功」として診断および治療技術の飛躍的な進歩が挙げられるが、そこにはやはり介在する「罪」の部分、たとえば医原病などと総称されるような負の面に対して、いかなる遠慮もない反省および批判が向けられなければならないであろう。そして、この反省や批判の程度やレベルが功なる水準をも規定することを肝に銘じておかなければならない。たとえ、現代の医学の最先端を象徴するような移植技術であれ、遺伝子医療であれ、その開発適用においては常に自体のもつ光の部分と影の部分の、その間の倫理的・技術的せめぎ合いを軽視してはならないのである。

このような慎重な態勢は、いわゆる先端的な科学者や医学者からすれば、マイナス面にあえて拘泥しているかのように思われがちだが、真相はむしろ反対である。運命を不可避と受け入れざるを得ないという覚悟があればこそ、また可能な限り共生という医療の本質に沿って運命を切り開いていくという前提があればこその、むしろ積極的にプラス面を生かしていく態勢であることを理解しなければならない。したがって、このような態勢からは、少なくとも第三者的な、アカデミックで観念的な、マイナス面にはびこる憧憬理論や、現実の不条理性や矛盾を不問にしたままでの、自己決定性か関係性かの二者択一の極論は出て来ない。

たとえば、脳死状態での移植の可否について、すでに幻想的な「国民的合意」のもとで踏み出された生体移植医療[17]を受け入れざるをえないなかで、脳死イコール人の死ではないから全面的に移植を否定するという「純潔」の態度は、そこに絶えざる科学的、倫理的、および歴史的・思想的検証が要請されなければならないとしても、たとえそうであっても現代医学・医療の「不可避性」の面をすべて反故にしてしまうほどの感情的なロマンチシズムは、第三者的なナルシシズムとしか映らない。また、デカルト以来の合理主義的な医科学的方法を享受している我々現代人が、デカルトの心身二元論の問題性だけをあげつらって、蒸し返し論で持論の正当性を主張することは空しい。医学自体のはらむ本源的な負性あるいは暴力性までも否定してしまう素朴な態勢は、まさに非現実的と言わざるをえないのである。

もちろんそこでは、用意周到な反省と明確な基準の設定および遵守が問われねばならないであろう。そして何よりもそのような医学医療は、たとえ過渡的なものであるにしても、「負の医療」という、矛盾する言葉の汚名を身に受けるほどの覚悟を持たなければならない。魂を捨てるあるいは無自覚化することによって成立した医科学に、その運命を享受する我々現代人が、いまさら魂の共鳴を振りかざすような議論は片腹いたい。大事なことは、いかにしたらその放縦で無軌道な特性を上手くコントロールしていけるか、今はそれしかないのである。

現在必要とされることは、すでに捨てられた魂の復活ではなく、むしろ捨てられる運命にあった、プシュケーやプネウマに見られるような浄化あるいは覚醒する個的な魂そのものの質を問うことにある。というのも、医科学の功罪は、実はそのような魂のそもそもの質の見方に関わっているからである。

ここまで述べてきて判明したこと、それは質にかかわるキーポイントはどうやら、「絶対的宗教」「数理的・幾何学的論理」「ディアレクティケー」の象徴するヨーロッパ形而上学の伝統と、何よりもその伝統に基づいた魂の「実体化」にあり、とりわけその「成果」でもある現在我々が享受している「医科学」に実体観念はそのまま残された、という点にある。「実体化」は、物象化作用（たとえば酸素のはたらき）の「有意義」かつ不可避の方法ではあったが、それは方法であるかぎりであり、隠喩としての説明方式にほかならないその範疇を越える絶対化（たとえば科学信仰やその権威化などによる）におよぶやいなや、心身を癒す医学は心身を疎外する医学へ転化する。とするならば、実体化の属性でもある、そのような負の面をいかに克服するかに焦点があてられなければならないであろう。

課題は、二つに絞られる。一つは実体観念の相対化であり、もう一つは視覚中心のディアレクティケーをもたらした「絶対的宗教」からの「脱却」である。思想的、哲学的には「浄化する魂」にとりつかれたヨーロッパ形而上学の伝統をいかに相対化するかに尽きるわけだが、そのための具体的な方法として、マイナー路線の復権がある。それには、たとえばソクラテス―プラトン―アリストテレスなる覚醒の体系化および個物化路線とは別路の、ソクラテス―メガラ・キュニコス・キュレネ学派―ストア・懐疑・エピクロス学派なる覚醒の実存化路線のクローズアップがある。とりわけ東西に及ぶヘレニズム時代（BC三三四～三〇）のストア、エピクロスおよび懐疑派におけるアパテイア（不動心）やアタラクシア（魂の平静）なる人間主義的および実存的覚醒は、東洋の宗教的覚醒：ニルヴァーナ（涅槃）とともに、個物として対象化（視覚化）および観念化（論理化）された魂の実体を解体し、「実存の美学」として開花しうるであろう。

問題は、しかしあくまでも現代社会においてである。浄化するあるいは覚醒する魂が、キリスト教哲学を介して精霊なる存在として崇拝され、さらにロマン派観念論によって精神にまで高められ、ついには国家・民族主義―宗教的情念およびロマンチシズム―覇権（支配）の、まさに「存在の送付と命運を付託された」共‐燃焼の魂（ちなみに大和魂とも通ずる）および民族主義精神へと昂揚された。そこでは、プネウマ（ギリシャ語）やスピリッツ spiritus（ラテン語）を根源的に優越するガイスト Geist（ドイツ語）のみが歴史を基礎づけ世界を表現した。いみじくも、かかるガイストは、自国家自民族中心主義および「権力への意志」のみならず、密かに共産主義―メシア的感情および革命意志にもとりつき、いずれの社会的精神をも支え、おそらくは近代民主主義と科学の精神を見限った、そのとき現代社会に多大な災いや無情なるカオスの世界を現出させた。いずれにしても、この反省を反故にしてはならない。たとえ、デカルト的科学主義が精神の偽造や脱力化を遂行させたとしても、である。投げかけられた課題克服の現在的方法は、したがって前述の人間主義的および実存主義的覚醒を、ヘーゲルの社会精神を身体的および唯物的に、被規定的な社会的意識として「転倒」したフォイエルバッハ―マルクスのテクストを介して、民主主義的な社会実存的覚醒へと高めることに向けられねばならない。

いずれにしても、近代科学と宗教的および民族的な精神との「もたれあい」にたいする根本的な反省を抜きにしては、もはやいかなる覚醒も頓挫せざるをえないであろう。良くも悪くもヨーロッパの科学技術と資本主義の発達は、グローバルな世界史を現出させた。合理的な思考からしても、それ自体が問題をはらむとしても、身体を魂浄化の宗教から説明づけることも、民族および国家を魂と一体にとらえることも、もはやナンセンスとしかみなされないはずだが、そのような共燃焼する霊魂にとりつかれる人たちが後を絶たないことも事実である。人間はある意味宗教的な存在である。その感染の急速な拡大による悲劇を再来させないためにも、グローバルな視点から改めて身体的かつ社会的覚醒について、より一層深化させる必要があるのではないか。情念（情動およびエロス）的な本質を有する魂が、輪廻する世界からの脱却をめざし、自らが浄化するために、さらには他者を浄化させるために、自他の身体を超えあるいは否定してしまう、そのような宗教的ジレンマを遮断するためにも……。

第三章のまとめ

一．産業革命、科学技術革新および資本主義の発達とともに、科学技術や科学装置が医療に導入され、医科学のすさまじい衝動を生んだ。

二．資本主義社会では、企業は営利的、経営的効率を高めるための限りない努力を要請される。たとえ人の命にかかわる、「スクラップ」を限りなくなくすことを使命とする医療といえども、資本主義過程に組み込まれているかぎり、この要請を完全には回避することはできない。

三．医科学発展のなか、化学医学派や生気論派の人たちは、覚醒するプネウマを自然治癒力に潜ませることによって新たな生命のかたちで復活させ、神経・精神医学への道筋をつけた。プネウマを捨てたはずの物理医学派の人たちも、無自覚なままに唯物的局面を徹底させることによって、消極的ではあるが、精神的局面をむしろ増幅させることになった。

四．ヨーロッパ近代医科学は、デカルトの身心二元論に基づき、意識のスイッチのオン・オフをつかさどる身体内部の所在を明らかにすることと、意識および精神作用の局在化に努めた。

五．ロマン派観念論の台頭とともに、近代医科学の衣を身にまとったプネウマは、飛翔する精神を終の棲家とした。

六．神聖なる精神に支えられた精神医学は、心理主義的あるいは身体主義的に精神を扱いながらも、いずれも権威ある道徳的な解釈に陥った。

七．個を超える社会的精神と神経科学との結合によって、フロイトの精神分析が誕生した。そこでは、精神は現象的かつ生物科学的な対象となり、即物的に取り扱われ、精神からついに魂が追放されることになった。

八．医科学の功罪を明らかにすることは、医学の新しいかたちを構想していく上で不可避の営為となる。

【注】

九．重要なことは、捨てられた魂の喪失を嘆くことではなく、魂自体の質を問うことである。

一〇．魂の質にかかわるキーポイントは、とりわけ、ヨーロッパ形而上学の伝統により促された魂の「実体化」にあり、「医科学」から魂が完全に抜き取られたが実体観念はそのまま残された、という点にある。

一一．課題は、二つに絞られる。一つは論理的実体化の相対化であり、もう一つは視覚中心のディアレクティケーをもたらした「絶対的宗教」からの「脱却」である。思想的、哲学的には「浄化する魂」にとりつかれたヨーロッパ形而上学の伝統をいかに相対化するかに尽きる。

一二．そのための具体的な方法として、ソクラテス―プラトン―アリストテレスなる覚醒の体系化および個物化路線とは別路の、覚醒の実存化なるマイナー路線の復権がある。

一三．人間主義的および実存的覚醒は、個物として対象化（視覚化）および観念化（論理化）された魂の実体を解体し、「実存の美学」として開花しうる。

一四．「覚醒する魂」が浄化する魂に回帰し、自国家・自民族および自集団中心主義―覇権（支配）へのメシア的意志にとりつき無情なる世界を現出させた。グローバルかつ民主主義的な視点から改めて身体的かつ社会実存的覚醒について深化させることが求められる。

（1）佐伯啓思『「欲望」と資本主義』（講談社、一九九三）七三〜九六頁を参照。

（2）卑近な例として、たとえば戦中日本の七三一部隊による、中国における人体実験が挙げられよう。

（3）医療化とは、現代社会における医療の関与する局面の拡大現象を、アメリカの社会学的観点からとらえた概念である。具体的には、近代疾病観の確立および精神医学の「発達」に伴う病気の拡大と病人の増産に関わってくる。詳しくは、拙著『医療と医学の思想』一三五〜六頁参照。

（4）ニコラス・クザーヌス（一四〇一〜六四）やジョルダノ・ブルノー（一五四八〜一六〇〇）たちによる、神、宇宙、自然および個物との調和を説く哲学をさす。なお、後者においてすでに最小単位としてのモナドがアトムとともに言説化されている。

（5）我々人間に直接に与えられている感覚や意識の事実を第一義と考える哲学であり、ホッブスやロックおよびヒュームの哲学がその代表と言えるであろう。

（6）ホッブスは、人間のもつ観念や人間理性のなかにある概念は、おおよそ外なる物体が我々の感覚器官に及ぼした影響の結果であるとか、物体の運動は感覚器官から脳髄に刺激を及ぼすと同時に、その反応として、脳髄から末梢への反対運動を生起し、感覚を生じる、と考えていた（ホッブス『リヴァイアサン』〔「世界の名著23」中央公論社、一九七一〕五六頁参照）。

（7）ちなみに、脳幹と意識との関係を実証的に明らかにしたのは、アメリカのマグーンのグループであった。なお、脳幹と心のはたらきの関係史については、時実利彦『脳の話』の八〜一五頁、および『いのちの医学史的考察』の四八〜五〇頁を参照。

（8）『狂気の歴史』（田村訳、新潮社、一九七五）五一六頁。

（9）ライルは、当初は脳の解剖学や生理学に根ざした科学的な生命の言説―生気論に基づいていた。そこでは現象の本質は認識のおよぶかぎり、物質の混合と形態にあり、「生命要素」としての物質と「生命力」は分離できない、という哲学的な思考がはたらいていた。『医学思想史Ⅰ』（宮本忍著、勁草書房）六一三頁参照。

(10) 反省的判断力の原理とは、特定の普遍的原理によって自然のなかに特殊なものを判定するような、いわゆる合法則性および絶対目的を前提にするのではなく、自然のなかに目的にかなっていると思われる姿を見出し、特殊なものから普遍なるものを求めていくという、そのような合目的性を前提にしている。

(11) リチャード・ローティは、カントの哲学は、科学の基礎づけ（「知識論」）であるがゆえに科学から区別され、そうして「学の確実な道」の上に置かれ、「書斎の学問」を可能にした、と批判している（『哲学と自然の鏡』（野家啓一監訳、産業図書、一九九三）一四〇〜四四頁参照）。

(12) 当時の精神医学者では、心理主義者の代表としてエスキロール（一七七二〜一八四〇）、身体主義者の代表としては、M・ヤコビ（一七七五〜一八五八）が挙げられる。

(13) 大学の医学が確固たる基盤を築いたのは、医学の学としての中心が臨床医学から基礎医学に移行しつつあった十九世紀半ば頃でなかったかと思われる。その最も大きな役割をになった人物として、ヨハンネス・ミュルレル（一八〇一〜五八）とグリージンガー（一八一七〜六八）の二人を挙げることができるであろう。前者は、解剖学を中心に、生理学、化学、病理学、心理学などの各「専門」学を体系的に教え、基礎医学の組織化ならびにその発展に貢献した。後者は、精神病を脳病として、精神を単一的、器質的にとらえることによって学問および研究の対象とみなし、結果的には精神医学を大学医学部の基礎医学の体系に組み込み、その中心を病院から大学へ移行させることになった。

(14) いわゆる精神障害者が狂者、変質者、劣者として施設などに隔離、拘禁され、さらにはナチス・ドイツにより人体実験の対象にされたこと。また、日常の精神科診療においても、たとえば利権、偏見、政治的取引の絡むアメリカ精神医学のバイブル、DSM（Diagnostic and Statistical manual of Disorder）の権威に従っていることを想起のこと。なお、この議論については、次章（注25）参照。

（15）ただし、彼の現象学は、論理学や哲学の前置きにすぎず、彼流の論理や神や社会は、すでにそこにあるものとしてそれ自体が現象学の対象とはなりえなかった。

（16）『眼と精神』（みすず書房、一九八二）二二〜二三頁参照。

（17）ここでいう生体移植とは、たとえば親子間での生体間移植だけでなく、いわゆる「死体腎」などといわれる従来の国民的合意（心臓死）を前提にした「死体」からの移植をも含んでいる。

第四章　医の哲学の現在

1　心身の問題

かつて著者はヘンリー・ジゲリストの言葉をもじって、「ときどきの医学あるいは医療の状態を決めるのは、その時代の思潮における人間観であり、それによってある時代の医学や医療の水準が決まる」という言葉を、世界史的な観点に立って述べたことがある。(1)当時、この文章にたいして自らが、「かなり曖昧な表現および観察ではあるが、……(思潮により)射影された医学・医療の世界が透視されてくる」と評した。「射影」とか「透視」というような言葉を使用することで、当の言説の背後すなわち哲学・思想と医学との構造的な関係の深淵を読みとることを企図したが、しかしそこでは充分にその目的を果たすことはできなかった。

医学と哲学との構造的な関連については、ある意味すでに陳腐な課題となっているかもしれない。が、冒頭でも指摘したように、世界史的、実存的な観点からのアプローチは、ほとんど見られなかったように思える。著者は、あえてそのような方法に自らの思想的スタンスを重ねてきたが、流域の深層にまで立ち入ることはできなかった。これまでの本書での洞察は、そんな自らの不十分な論考にたいする反省をも踏まえ、かなり踏み込んだものとなった。そこでは、少なくとも「過去」における両者の関係の思想的な深淵にいくらか照明をあてることができたのではないかと思っている。その「成果」は、その後の著者の経験や関心の深まりに負っていることはいうまでもない。「過去」の洞察には、「現在」生活している著者自身の現代社会にたいする問題意識が反映し、そこでは、自覚の有無や意識の強弱を問わず、その内容の特性や深浅は、自らの「主体」の社会的実存性によって規定される。究極的には「現在」をいかに生活し、解釈し、了解し、そして更新していくか、ということにかかっている。

さて、残された章では、哲学と医学の内的な関連の検証に重心が置かれたこれまでの議論から、医療という実存状況のなかでの「わたし」や「あなた」の現在へその焦点を大きく旋回させ、新しい医学・医療に向けての展望を語ることになるであろう。先ずはそのための予備として、改めて歴史思想的「啓示」を享けて、現代社会における医の哲学、すなわち医学・医療を支えている人間観およびそこに映ずる身体像について考察しよう。

さしずめ課題は、現代という「時代の思潮における人間観」が、いかなる身体像を取り結び、いかなる医学を形成し、そしていかなる「医学や医療の水準」を維持しているかについて明らかにすることにある。すでに見てきたように、時代の主流をなす人間観がいかなる「身体」をイメージするかによって、医学のかたちがおおよそ決まっていた。たとえば、古代ギリシャおよび中国における人間観は、生成変化と有の原理（自然物や現象、個物、魂など）において成立しており、身体も自ずとそのような系の中に取り込まれ、ヨーロッパおよび東洋医学の基礎が形成された。[2]ここで留意すべきことは、時代の思潮における人間観のイメージする身体像が、物質的自然優位か、それとも唯心的観念優位かによって、医学との関係の密度および医学自体の特性が異なって現れる、という点にある。実際には、医学の形成には、前者のまなざしが不可欠の条件となるが、そこに後者の視線がどのように絡み、どのような位置から投げられるかによって、そのかたちおよび方法に大きな違いが出てくる。それゆえに、医の哲学において、いわゆる心身の問題は避けては通れないのだ。

ちなみに心身の問題を初めて哲学的に論じたのは、デカルトであった。心身の関係については、東洋の哲学者はもとよりアリストテレス以来、いずれの哲学者とも心身合一の直観および感覚を無視して語ることはできなかった。心身分離の二元論を唱えたデカルトもまた、生活者としての人間をとらえようとするとき、自ずと心身合一を目指さざるをえなくなり、そこに「矛盾」が生じ、心身の問題が発生した。この「矛盾」にたいし、スピノザ（一六三二〜七七）は心身を神の二つの属性としてとらえ、[3]またライプニッツはモナドによる予定調和説を唱えることで、いずれも心身の平行性および連続性を示すことによって合理的、形而上学的に克服しようとした。しかしこのような唯心的観念優位の身体解釈は、新たな存在論および身体生命論形成の架け橋となったが、皮肉にも唯物（物質・肉体）的な観点および解釈の独断および独走を許すことにもなった。

医科学の方法には、身体を客観的、合目的的に解釈し、そのつくりとはたらきをメカニックに組成していくプロセスがある。したがってそこでは、おおむね即物的、唯物的解釈が先行し、幸か不幸か、その応用の性急さのため、科学的な視線の背後に控える、すなわち客体化される以前の身体の有する実存的な厚みや関係性が捨象されてしまう。映じる身体像は、まさに魂を抜かれたたんなる機械的な物体でしかなく、そこで生じる心の空白を補塡するため、医の哲学は、唯心的に解釈された生命、意識、精神を抱きかかえ、いずれ同様の二元論的な奇妙なジレンマに陥ることとなる。しかし、実際には、そのような事情にはお構いなく、医科学のすさまじい衝動は、プネウマの昇華された精神をも飲み尽し、あらゆる事象を即物化し、一元化を目指してきた。

要するに、即物化すなわち唯物的な一元化を要請してやまない医科学的衝動のドミナント化する現実社会のなかで、唯心的に一元化する形而上学的な試みは、結局は挫折せざるをえない、ということ。もちろん一元化という徹底した対象化は、心的な面と物的な面との、それぞれの特質を際だたせ、さらには両者の相互作用というかたちでの関係性を、身体解釈の臨床的な方法として言説化し、ヨーロッパ医科学の発展に寄与してきた、その「功績」までを否定することはできないであろう。しかし同時に、そのような思惟や体系がたんなる方法および隠喩にすぎないことの自覚のなさから、安直な感覚に居直り、そのような感覚の群生が医療における歪み、不備、疎外および矛盾をきたし、多くの問題を発生させてきた、その負の歴史性についても鈍感であってはならない。

大事なことは、問題のテクストをただ受け継ぐことでもなければ、無視することでもない。不可能な究極のテクストのたゆまざる開示、そのための徹底した方法の模索、これしかないのだ。いうまでもなくそのような営為は無限の反復を要請するかも知れない。ヘーゲル以後のヨーロッパ哲学は、その意味では、伝統の神聖なるロゴスを超える、すなわちデカルト以来の絶対的理性主観を相対化させる、新たな徹底した懐疑と還元の哲学を創出できるかどうかの、まさに試練のときを迎えていた。いみじくもフッサールによる現象学は、このような時代の哲学的要請に最も理性的に応えることになった。

外界の存在を懐疑し非存在として判断する、そしてそのように判断する自我意識自体を究極の実体とみなすデカルトの方法にたいし、フッサールの現象学的還元の方法は、その判断自体を「停止」し、停止してなおも残存する自我意識（純粋意識）に究極の信頼を寄せた。デカルトの懐疑は、伝統の数学的および習慣的な自己意識にまでおよぶことはなかったため、彼のコギトは常識的かつ伝統的な観念をも引きずることになったが、フッサールの自己意識は、そのようなア・プリオリな意識がとりあえず括弧にくくられ、あくまでも経験的な志向意識として対象化された。そしてモノごとの普遍的、本質的な構造は、この志向意識のノエマ（対象面）とノエシス（作用面）に基づき形相的還元を行うことによって開示された。メルロ＝ポンティの身体論は、この主観と客観を「留保」する、経験に忠実なフッサールの現象学的還元を媒介にして誕生した。取り結ばれた新しい身体像は、したがって、結局はデカルトが唯一心身合一（複合）の可能な領域とした生活世界に焦点が合わされ、ありのままの姿で顕在化されることになった。そこでは、没意味的な物理還元主義と形而上学的唯心論による、いずれの静態的な身体解釈も宙吊りにされ、新たに精神と肉体の両義的な身体論が開示され、心身の問題は、とりあえず克服された。

なお、この心身問題について、リチャード・ローティは、解決の議論はするが、そもそも「心」という領域を特定することがなければ、問題自体生起しないはず、したがって議論自体無意味ではないか、というようなことを言っている(4)。ではなぜ、どのようにして心的領域が研究対象として特定されるに至ったのかという点については、すでに著者が先取り的に述懐した内容とも重なるが、彼によれば、デカルトが意識状態を語ることを可能ならしめるために「感覚」という語を導入することで、内的空間としての「観念」を誕生させたからであり、その結果、知性が網膜像上に模られた存在者を視る、すなわち〈内的な眼〉が存在の表象を精査して、それが現物を忠実に写していることを証拠立てる何らかの徴を見出そうとする、そのような近代認識論が生成したことによる[5]。デカルト以前においても、たとえばアリストテレスはすでに感覚的霊魂の説明のなかで、五感とか共通感覚のようなことについて述べているわけであるが、ただ、デカルトのいう「感覚」には、アリストテレスの語るような抽象的な意味ではなく、脳に種々の観念を刻みつける媒介項としての具体的な概念および意味が込められていたのだ[6]。医科学的展開に即していえば、そのようなデカルトの感覚思考は、ホッブスに引き継がれ、前述のごとく神経—感覚器系における解剖生理学的知見を生み出し、さらにその「成果」としての心的領域の特定は、カント哲学の「物自体」の概念を経て後の精神医学形成への布石になった。その点では、デカルトの営為は、ローティの啓示哲学による批判的「解釈」とは別に、高く評価されてしかるべきであろう。

古代ギリシャ時代の哲学において、確かにローティも指摘するように、心身の問題は発生することはなかった。しかしそこには問題を発生させる素地が当初よりあった。ルネッサンスを契機に芽生えてきた人間中心の世界観、その世界観のもと目覚めてきた自己意識。それゆえに発生してきた心身問題は、古代ギリシャ哲学以来のヨーロッパ形而上学的伝統であった、ピタゴラスの格差ある二元論やパルメニデス的有と実体観念にたいする「執着」と決して無縁ではなかったのだ。東洋の思想や哲学においても、西洋以上に心の問題は重視されてきた。しかし、概して執着から離れることを「本来の面目」としていた東洋的覚醒において、「心」は実体的な観念とは無縁であったため、あえて独立自存の領域として対象化されることはなく、したがって心身の問題は議論の対象とさえならなかったのである。

デカルトの還元不可能な究極の「元」とは、心（自己意識）や神や身体である前に「実体」であった、ということ。彼の自我意識をとらえてはなさないこの実体観念は、後にフッサールにより「判断中止」されるわけだが、しかしその観念こそが心身の問題を発生させ、同時に医科学の発展をも支えてきた。このヨーロッパ思想伝統のテクストの取捨選択が行使された、デカルトの哲学的「功罪」の両義性に留意しなければならないであろう。

現代ヨーロッパの医の哲学は、自我主義的な科学的人間観とその反省を促す形而上学的観点との相補性のもとで正当性を保持しているかのようである。そこで結ばれる身体像は、医療・医学と生活の場面で、デカルトと同様に「使い分け」されたままである。その修復のためには、メルロ＝ポンティの両義的身体論は、現代ヨーロッパ医学や医療に新しい視点を投げかけるであろう。しかし、そのような身体論も、おうおうアカデミックな軌跡を辿り、全体性や総合性への復権を促すものであったとしても、即物的な一元化を目指す医科学技術の支配する医療の場面では、現実性の乏しい観点とならざるを得ない。

もちろん、医療の現場では、症例の対象となる身体像が最大のメルクマールとなるが、科学的人間観に基づく唯物的身体像だけがドミナント化しているわけでもない。日常的にはむしろ、科学的知覚から宗教的な感性に至るまで、現代社会に見られるさまざまな科学や宗教、思想あるいは哲学、さらには多くのイデオロギーなど、雑多な思惑が身体および間‐身体的イメージを取り結んでいると言えるであろう。ただ、身体の多様な関わりが要請されるにせよ、科学的人間観が、日常的には心身全体の実存として関わり合う、あるいはときには観念的に身体の脱落を味わう人間による、いかなる疑惑のまなざしをも吸収するほどの、身体についての知の常識に君臨している事実は覆しようもない。そこでは、身体をヨーロッパ医科学の聖なるテクストに照らすことが最大の要件となる。さらにまたそこには科学技術に導かれた資本主義的要請が、「医学や医療の水準」の総合的な判断を曇らせ、いきおい身体にたいする自由で多様な視点を覆い隠す現実もある。そのような現実にいかに対応するか、あるいはいかなるプロテストを提示するか。この点に関しては、もはや個別の身体および心身の問題を越える、新たなテーマが紐解かれねばならないであろう。

近代から現代にかけて、時代の主流となった科学的思潮は、快適で便利な生活をもたらす一方で、人間性の喪失を促し、哲学をも痙攣させ、現代人を分裂と混沌の淵に追いやっている。とりわけ人体に直接関わる医科学の、時代に与えたインパクトは大きかった。ヨーロッパ医科学の絶大なる威力による医療化の推進は、これまでの身体観を大きく変え、あらゆる人間を唯物と唯心の分裂的身体観の常識と権威の捕虜にしてしまった。……そのような世界をもたらしたそもそもの主体は、肥大化し超越化した形而上学的人間[7]であり、科学技術の支配する社会はその「業績」であり陰画でもあった。身体をコアとした実存主義的および構造主義的な発想の転換が囁かれるようになったのも、そのような過剰な主体性にたいする哲学的反省に基づくものであった、と言えるであろう。

2 存在と構造

メルロ＝ポンティは、「視覚は思考の一様態とか自己への現前ではない。それは、私が私自身から不在となり、存在の裂開――私が私自身に閉じこもるのは、その極限においてでしかないのだ――に内側から立ち合うために送られた手段である[8]」と洞察し、近代の画家たちはこのことをつねづね知っていた、というようなことを述べている。それは、神のうちで思考の一様態としてのみ視覚が生起すると、そのようにみなしたデカルトの自我主義に対峙する思惟である。

もちろんメルロ＝ポンティもまた「人間は宇宙の模写」であることを「知覚」するまなざし、すなわち視覚を中心としたヨーロッパ的思惟の伝統を享受するものであった。ただ、彼の視覚は、「見えるもの」を、数学的に思考する脳に直結させるのではなく、「見えるもの」の不在、すなわちその裏面としての「見えないもの」の現前させる能力をも重視したのである。彼はむしろ、画家たちの、視覚を「心の窓」とみなす神話的レトリックに身を寄せるのだ。画家たちの視覚には、「見えないもの」（「奥ゆき」など）へのまなざしおよび多様な観点が内在している。近代の科学者たちは、画家たちのそのようなまなざしを捨象し、三次元的に可視化された空間のみ、およびそのための方法のみを模倣し、利用したが、しかしたとえばヴェサリウスが、近代の画期的画法であった遠近法を、人体をくまなく可視化するための透視図法として医学的に利用できたのも、実は、そのような近代画家たちの自由にまなざす「心」のおかげであったことを忘れてはならない。

結局、注視すべき医の哲学的課題は、メルロ＝ポンティの指摘した「心の窓」を開く、意味の秩序を復権する心的過程を、存在の「ゲシュタルト」としていかに記述するかにかかってくる。先ず彼が試みたこと、それは、自然界および存在を、アリストテレス由来の論理的、段階的な個的魂による解釈を斥け、能動性と受動性との区別を超えた〈おのずからなる組織化(9)〉として、すなわち行動的な観点から物理的秩序、生命的秩序、人間的秩序の三つに分け、それぞれの存在秩序をゲシュタルト的に類別し解釈することであった。そのような変換および解釈〈改釈〉は、あくまでも形相学的還元さらには〈厳密な学〉の形成を目指すフッサールの現象学的還元に基づくものではあったが、しかし、存在の類別や〈交叉配列を伴う宇宙の自己組織化〉という彼の言説には、ヨーロッパ伝統の存在論的なテクストの系譜、すなわちピタゴラス―プラトンの数学的宇宙論がライプニッツのモナドロジィに至る伝統の存在観念、および「心の窓」ならぬ、垂直世界からの自立「自・展」の過程を示すシェリングの精神が宿っていた。[10]人間的秩序を支える身体もまた、裏地としての精神をもつ、一ゲシュタルトしての存在にほかならない。しかも、その身体には、存在としての「奥ゆき」、すなわち〈周界の開空性〉を示す〈野生の存在（無人の自然）〉が住みついている。それはハイデッガー（一八八九〜一九七六）の神話化された存在の徹底化された、およびフロイトの自我主義的な無意識を超えた地平で開示される、幻想や夢や神話の彷徨する、究極には無である存在でもあった。このようにとらえたメルロ＝ポンティは、個別の合理的および垂直的な身体を、一端宙吊りにし、「受動総合」を介して開示された〈世界の肉〉すなわちその地続きの間‐身体的共存在として、現実生活のなかで生きているまさにリアルな存在として、そのイマージュを浮かび上がらせようとした。

身体の共存在性を明るみに出すメルロ＝ポンティの存在論に対し、むしろ反対に身体の疎外性を明るみに出したのが、フーコーの構造的身体論と言うことができる。フーコーは、メルロ＝ポンティのように、知覚、意味、価値などによってのみ身体を取り上げるような「思考様式の歴史」を展開するのではなく、資本、近代的テクノロジー、権力などによって支配され侵犯されていく、「具体的な」身体の社会的歴史性を問うた。[11]したがって、彼のまなざしは、身体の視覚を媒介にする存在論的なまなざしにではなく、個の身体に向けての「公的」権力を身につけた「他者」のまなざしに焦点があてられた。存在論が医の哲学と交接するとき、自ずとそこでは、身体にかかわる公的な言説の分析が不可避となる。フーコーの『臨床医学の誕生』は、その最初の明白な試みであった。

現代における医の哲学について論ずる上で、精神医学を含めた西洋近代医学・医療全般にたいして、構造主義的な分析を加え、そこに身体を侵犯する言説を読みとる、そのようなフーコーのテクストの読みを避けるわけにはいかない。とりわけ臨床医科学の歴史的誕生の思想的エピステーメに焦点を向けた『臨床医学の誕生』は、近・現代医科学について考察する上で不可欠のテクストとなっている。ここでは、そのような彼のテクストにたいして、哲学的な観点を軸に著者独自の読みを試みることにしよう。

先ず、「臨床医学とは病気の領域に文法や確率の構造を導入することによって、哲学的に『可視的』にされた分野である[12]」という言説に、このテクストにおける彼の分析の基本的なスタンスを読みとることができる。彼は、臨床医学を非体系的な「医療」を淵源として考察するのではなく、あくまでも臨床医科学として、その誕生のルーツを明らかにし、転換を促した哲学的、思想的な動力、すなわち近代ヨーロッパの合理主義的、実証主義的な思惟と科学との構造的な関係を批判的に分析しようと努めたのだ。近代的な知にたいする批判的態勢を示している点では、メルロ＝ポンティのスタンスと大きな違いはないが、ただ、フーコーのゲシュタルト（構造）は、豊かな意味を満たし身体を支える存在の秩序などではなく、身体を侵犯してやまない制度的なミクロの権力構造にあったため、哲学の焦点は学問的知における言説、とりわけ身体と直接対面する臨床医学に向けられた。「時間を越えて、医学に意味を与え、その真理を維持するものを語るのが臨床医学の歴史[13]」であり、臨床科学としての医学はその歴史的可能性とともに、その経験領域と合理性の構造を規定する諸条件のもとにおいて、個人の生体科学としてあらわれた[14]。彼は、そのように臨床医科学の本質およびその誕生の背景を、歴史的かつ哲学的に分析しようとしたのだ。

重要な点は、したがって、何よりも先ず臨床医科学の誕生という、そのような歴史的「大転換」を促した決定的な「出来事」にたいする、哲学的な解明にあった。一体そのような転換が、いつ、どのようにして起こったのか。彼の分析によるならば、それは、生気論者であり、同時に解剖組織学者でもあったビシャの臨床教育と病理解剖学の結合によって、屍体解剖により生と病にたいする説明が死に求められるようになり、臨床医学的経験が解剖・臨床医学的なまなざしと化したとき、すなわちシーデナムたちによる臨床講義の分類学的医学すなわち表と図式に基づく平板な構造を示す一次的空間から、個人的な生命のおびる具体的、必然的なものへまなざしを要求する二次的な抽象的な空間へと、またモルガーニの器官に病変を見るいわゆる病理解剖学的観点から、組織に病変を見ようとするビシャのいわゆる組織病理学的観点へと、臨床医学のまなざしが転換されたとき生起した。組織に向かう医の哲学は、器官の容積を組織の空間に還元することによって、諸器官を貫通し、結びつけ、巨大な、限りなき体系をつくり、微積分的数学モデルを完成し、病の座を原因の決定とみなす過去に向かう概念論を、病理的構成の発光点のごとき、未来に向かう意味論へと、医学的思惟を根本的に変えることになった。そこには、フーコーによる言及はないが、明らかにライプニッツの連続率と微小表象に基づく、演繹的な予定調和のモナドロジィー哲学の影響を読みとることができる。

いまや、ビシャの不可視の可視性を絶対的な原則とした、ある意味結果にすぎなかった原初的病巣たる疾患の「座」さえも、病はその本性からして局在的なものであるとの観点からブルッセによって不可視化され、可視性はたんなる二次的なものとなった。ブルッセは、病の座とは、刺激因子の付着点にすぎず、その地点は、組織の被刺激性と、刺激因子の強さによって決定されるとみなし、生理学的医学の必要性を主張した(15)。そこでは、病の座さえも消滅し、ただ病める生体のみが対象となる。

現代の臨床医科学を軸とする医学・医療は、フーコーの危惧や思惑をよそに、部分的・屍体的なもの（体液、排除物、組織など）から生命生体まで、その対象を微積分的に拡大し、あらゆる過去の「業績」を功利的にフルに活用し成立している。実際的にも、病める生体がはらむ病変、その病変に対応する「不可視」の局在性を器質性と機能性に弁別(16)しながら、なおも不可視の可視化（透視法(17)）の衝動に促され、多様な角度、視点、方法をもつ精巧な透視技術装置の応用により、「病い」へのたゆむことなきアプローチが推進されている。現代臨床医学は、そのようにして積載された形態学および生理機能学をバイブルとして、肉体および精神の僧侶たる医師たちを中心に、医科学のこのレベルにおいて発揮されている。

身体を生《なま》の存在ととらえるか、それとも負の構造化ととらえるか、医の哲学から言えば、いずれも不可欠な観点であることは明白である。そもそもこのような哲学をもたらした主要な学的方法には、現象学と精神分析学との相補的な協働性が絡んでいた。現象学的には意識の志向的対象面（ノエマ）が、非所属で、客観性と意味の根元で、存在のあるがままへの、また一般に領域の全体の決定（構造）への開口であるが[18]、存在も構造も、しかし、身体をコア（原基）とするかぎり、現象学が精神分析と「出会い」、ともに「助け合う」必然性があった。すなわち現象学は、精神分析に必要とするカテゴリーおよび表現の方法をもたらし、「心的実在」をすなわち生きられた歴史を現在の歴史のもとに築きなおす、それゆえに病と呼ばれる幻想の働きをくもりなく認めることを可能にしたこと。一方精神分析は、現象学に人間と世界との諸関係や人間相互の紐帯について語りえたことの豊かな素材を提供しえたということ[19]。この相補性が、不可視の存在と構造の「実像」の世界を開示したことの意義は重大と言わねばならない。

前章でも触れたが、フロイトは、自らの自我主義において非自我的な、不可視の無意識的な領域を認め、臨床医学の場面における身体の構造的な言説を可能にした。彼の、そのような精神分析なる医の哲学は、現代精神医学のオールタナティブな一ページを切り開くとともに、開拓された〈無意識・性的欲望〉は、構造主義哲学の主要な源泉となり、さらには実存主義に「エロスとタナトス」を持ち込み、時代の思潮に大きなインパクトを与えることになった。非自我的な世界とは、主体のおよばぬ「物自体」の世界への回帰でもあったが、しかしそこには、カント哲学のごときア・プリオリな理念、芸術、道徳、宗教の世界は存在せず、むしろコギトを制約しコギトを越える身体、欲望、存在、構造の世界が展開する。

ハイデッガーやメルロ＝ポンティの実存主義哲学およびフーコーの〈性的欲望装置〉論、さらにはバタイユの〈エロチシズム〉論に基づく存在と構造の哲学などは、まさにフッサールあるいはフロイトの、ア・ポステリオリな現象学的および精神分析的な還元の方法を契機に誕生してきたものである。いずれの方法も、意識や精神をありのままに対象化することによって、また精神は眼（身体）の精神であることによって、理性的なコギトの明晰性とその特権に異議を申し立て、コギトが物自体の理念や神性によって飛翔する精神の世界を、およびその精神に纏わりつく個的魂の存在を、たんなる「心的実在」として翻訳し、解体してしまった。

なお、フロイト以後の医学・医療の領域、とりわけ精神医療において、もっぱら精神と言語の分析に基づき新しい構造主義的知見が生み出され、なおも残存していた権威主義的および家族主義的な閉域が打開されていった。

ラカン（一九〇一〜八一）は、フロイトの精神分析のかたちを継承し、その方法において「無意識は言語のように構造化されている」と言って、ソシュールの言語学モデルを用いて精神構造を緻密に分析し言説化した。また、彼は患者 le patient をあえて精神分析主体 le psychanaly-sant と見立てることにより、フロイトの有する精神分析者の独断性や権威性をいくぶん減殺した[20]。フーコーもまた、精神の構造分析において言語のはたらきおよび役割を重視し、さらには社会的側面の主体に及ぼす影響や意味に着目した。彼は精神疾患を現象学的にとらえつつ、歴史的、社会学的な研究にしたがい、総体的、構造的に把握しようとした。その結果、十九世紀に成立する精神医学は、排除・監禁され、自らが社会生活を営み自らが語ることから疎外された「狂人」および狂気を、その認識論的基盤としているなどと、権威主義的な伝統をもつ精神医学を批判することになった。そこには、彼の臨床医科学にたいする鋭い構造主義的分析とともに、現代医学および医療の歪みや行き詰まりを打開する、重要な諭しが隠されていた。

I・イリイチ（一九二六〜二〇〇二）は、そんなフーコーの構造主義的言説に基づく諭しを、現代医療批判の場に引き出した。彼は、フーコーの制度的空間論に従い、多くの専門家に支配された医科学技術により、「医原病」を産み出してやまない現代の医療化社会をラジカルに批判した。とりわけ彼の「死の医療化」[21]論は、死を管理する現代の制度化された病院医療の本質を突くものであった。それだけに彼の批判は、かなりのインパクトを現代医療および社会に与えることができた。しかし、以前指摘したように[22]、基本的には、彼の鋭利なミクロ的な経済的・政治的権力批判も、結局は医療サービスの改善への要求が、医療技術者や医療・福祉・保健衛生・教育官僚などによる専門家中心のケアを、自律する市民中心の自己ケアに変えていくところに設定されており、小市民的な異議の申し立て程度にとどまらざるをえなかった。

フーコーやイリイチの諭しはそれほど大きく実を結んだわけではなかった。それは、いまだヨーロッパ中心の言説から解（開）放されてない、すなわち類似の近代遠近法より派生した代数の「同型写像」という不可視の抽象的な構造と、主体にも客体にもなりうる、その意味では同根の、主客を越えた歴史社会に規定されることのない無制約な主体との関係が透かして見えたからである。いわゆる構造主義者たちは、形而上学的主体を中心としたパースペクティブな、ユークリッド幾何学に基づく機械的、科学的人間観から飛躍し、さらには主体の特権および差異を超えあるいは括弧にくくり、射影幾何学のごとき論理構造の打開を促すことができたが、しかし、自らがアカデミックな数理的合理やマクロな権力の世界を享受していることに無自覚であった。フーコーもまた例外ではなく、それゆえ彼は、自らの被規定的自覚を、西洋医学・医療全般を国家権力のせめぎあう世界史のなかでラジカルに構造的に分析するまでには至らなかった。

肝心なことは、存在と構造が巧みに交わる世界史的な地平において、身体を越え、身体を侵犯する制度の織り成す、そのような負の構造的な審級をいかに明確にするか、にある。

3　脱構築から空的還元へ

構造主義に先べんをつけたフロイトイズムは、その諸概念はなおも科学主義的、自我主義的、さらに発達中心主義的なヨーロッパ形而上学の伝統の枠内にとどまっていた。それは、普遍的、客観的認識を目指す構造主義全体の限界をも意味していた。

J・デリダにより使用された脱構築 Deconstruction（ディコンストラクション）[23]という言葉が一時期哲学思想のみならず、文学、教育学、法学など幅広い領域でさかんに使用され、流行したが、その背景には、硬直した体系や制度および構造に対する、異議の申し立てやラジカルな批判があった。そして精神分析も構造主義もその対象になった。いうまでもなく当テクストにおいてもその概念ならぬ概念の施行は、重要な位置を占めることになる。

デリダは、構造主義的な意識を、過去つまり事象一般にかかわる思考としての意識であり、すでに成就されたもの、構成されたもの、建築されたものの反省だと批判的にとらえる一方で、それは激動の意識であり、破壊されると同時に破壊する、まさに破壊的なものである、ともとらえた。一つの制度の、構築の可能性と弱点がともに集約されている石の上に収束させる、そのような危機を予感する瞬間に構造が知覚される、と直観した[24]からであろう。確かに、身体を侵犯し破砕してやまない社会的空間に対するフーコーの言説は、自らが構造主義者であることを否定するように、まさにそのような不安で危い境界線上に戯れていた。もはや構造を方法的にぐらつかせて見ることが可能となった。

事実、このような方法によって、たとえばフロイトイズムの〈無意識・欲望〉は、ドゥルーズ＝ガタリたちによって、スタティックで自我主義的な構造から解放され、機械分子となり、「リゾーム」となった。彼らは、ラカンたちいわゆるフロイト主義者たちの精神分析は家族主義によって限界づけられていると批判し、リビドおよび欲望などの無意識的な精神構造を、機械や生産というグローバルな歴史社会的な構造の中で問い直そうとしたのだ。反省から変革へ、構造主義から変革を促す「力」と「生成」の潮流、すなわちポスト構造主義への移行は、このような脱構築によって推進されたのである。

しかしながら、ポスト構造主義的な思潮の医学・医療に与えた影響という点では、とりわけ精神医学を除いた医学・医療の分野においては、フーコーによる臨床医科学にたいする構造主義的な分析を越えるほどのインパクトのある考察は見られなかった。また精神医療に対してさえも、その「文化左翼」さながらの傍観的「重ね合わせ」のメタ流体論は、むしろ被規定的かつ現実的な国家や資本による生身の身体に対する桎梏さえも「水に流す」ほどで、フーコーの「狂気」論を越えるほどのインパクトはなかった。それゆえに、家族主義的な観点を解放したはずの社会的な力学は、国家と資本の力学に取り込まれることになった。そのようななか、現代の精神医学者たちの多くは、アメリカ精神医学会の『精神疾患の分類と診断の手引き』ＤＳ

M：Diagnostic and Statistical Manual of Disorder を基準にし、(25) 福祉国家と金融資本の協賛のもと、アカデミックでジャーナリスティックな権威を享受するとともに、国民の精神支配の法的権限を拡大している。すでに神聖な道徳論を捨てた生物学的（器質的）精神医学が精神医学界を席巻するなか、限定つきの社会的、実存的な精神分析やカウンセリングに、果たして既得権を認容するほどのいかなる「効果」が期待できるというのだろうか。

いずれにしても、このような医の哲学をめぐる議論は西洋史においてのみ派生する問題でしかない。フーコーのエピステーメさえも西洋の限定された世界のことがらでしかなく、それゆえ現代医学の構造および体系は、充分に脱構築されることはなかった。聖域化され硬直した医科学の脱構築はさらに推進されるべきである。そのためには、先ずは、やはり西洋思想の土台（パラダイムおよびエピステーメ）自体の脱構築から始めなければならない。

現代医学および医療の土台は、西洋の歴史、体系、技術、組織を中心とした、その相互の強靱な観念的、唯物的布陣によって成立している。それは、とりわけ日本社会では、科学医学絶対観念に基づく医科学体系および大学医学部や医師を頂点とした職能的な組織であり、生殺与奪の「権限」とアカデミックな権威に対する、容易には触れることのかなわぬ聖なる信仰に支えられた布陣である。その威力は資本主義的功利性をベールで被い尽くすほどに発揮される。近年かろうじて民主主義的諸権利の昂揚によって、正しくは権利の、屈折的には資本主義的功利性の、いずれかの主張というかたちで、その土台に隙間風が吹き込まれ始めているが……、しかしその内容たるや、手持ちのコマの意義ある効用という観点から奥には入り込むことがなく、いまだ脱構築が作用する気配は見当らない。そのような現代の医学医療の状況がある。

土台や布陣の強靱さは、たんに「普遍的効力」という信念によるよりも、むしろ科学の唯物性とその唯心的補塡としての宗教的教条による、観念的、保守的な「良識」に支えられていると言えるかもしれない。そこには、いわゆる生命も精神も、心身にまつわるあらゆる現象を即物化してやまない医科学の方法としての宿命、すなわちともすれば医療主体の存立基盤さえ否定してしまうような日常性を、救済とか信仰といった聖なるダミー観念によって支えている張りぼての構造が透かして見える。先ずは、この奇妙で浮薄な構造を変えていくということ、すなわちこのような医療・医学にまつわる即物主義と聖性なる権威主義の分裂症的意識構造および現実的諸関係が脱構築されねばならない。もちろんそこには分裂症的な構造の解体後の、そのつどの再構築のための受け皿が準備されていなくてはならない。すなわち解体した構造を、世界史的に再構築する思考様式および装置が必要となる。いみじくも、その蝶番的な役割を担うのは、次元を超えた、すなわち存在と構造、生成と運動をも巻き込む、新しい身体観および論でないかと思われる。

ヨーロッパ社会における伝統的な身体論は、アリストテレスやデカルトおよびライプニッツのような合理的な身体解釈がその中心をなしていた。それは医科学的な言説を可能にしたが、同時に多くの現実のこの身体から遠ざかる分裂症的な契機をも与えてきた。その反省が、たとえばフォイエルバッハやマルクスたちの唯物的、社会的な身体論を呼び込み、さらにポスト構造主義的な言説を促すことになった。しかし、そのような言説も、ヨーロッパ形而上学的な伝統、すなわち実体主義的で即物的、および客観主義的で合理的な信念体系からは抜けきれず、西洋におけるこの領域で脱構築にかかわったポスト構造主義と同時に、現象学的還元によって開示されたメルロ＝ポンティの両義的な身体論にたいしても、さらなる脱構築ならぬ新たなる還元が遂行されなければならない。

現代ヨーロッパの哲学的身体論は、メルロ＝ポンティの現象学的な身体論にベルグソン（一八五九～一九四一）の「持続」の生命哲学が加わって形成されているが、そのような言説も、前述したようにひっきょうアカデミックな西洋哲学の枠内でのこと。現代思潮の両翼をになう構造主義と実存主義の軌跡やパラダイムを越え、現代医療医学に相応のインパクトを与えるためには、「外部」からのさらなる思い切った打撃が必要となるであろう。

ところで、私たちが身体に関わるかかわり方に三通りある。一つは、現実生活における、多様な本能や情動の絡みのなかで、見る、聞く、話す、あるいは接し癒し合うという、どちらかといえば日常的、直観的に関わり合うかかわり方、二つめは、前述したような、明確に身体を思考の対象として思想的、哲学的に反省し、一定の言説をかたちづくっていくようなかかわり方、そして最後には、前の二つのかかわり方をバックにして普遍的な身体像を作り上げていく、まさに西洋医科学に見るような、学的な営みとしてのかかわり方がある。要約するならば、間‐身体的、身体論的、そして身体学的なかかわり方と言うことができようか。

解剖生理学を基礎にもつ現代西洋医科学は、間‐身体的な関わりを遠景に、身体学的な解明の営為に全力を注いできた。物質的な技術と学問の先行する世界ゆえ不可避の選択ではあるが、しかし、明確な身体論的アプローチのないままの埋没は、技術の高度化と引きかえに多くのひずみをも発生させてきた。もちろんそこにいくらかの反省も生まれた。フーコーの臨床医科学に対する批判や「器官なき身体」(26)なる究極的なゼロ発想を促すポスト構造主義的な言説、さらには現象学的、両義的な身体論や持続の生命哲学は、そのような科学的身体論に基づいた科学技術一辺倒の医療をまるごと問いに付し、硬直した現代医学医療への一撃となった。また、日本でもそのような気運のなかで、医学教育の分野に医学医療概論のような講座が設けられ、医学や医療を間‐身体的および倫理的、哲学的あるいは社会学的な、総合的な視点から見直そうという気運が芽生えてきた。しかし、反復するが、それでもいまだヨーロッパ思潮の客観的、自我主義的伝統は十全に脱構築されることはなく、それゆえに現代医学医療の視界は混沌としたままである。

今や、ヨーロッパ思潮により形成された医学、医療の土台に対して、たんに都合よく外部思想（たとえば東洋の思想）を取り入れただけのヨーロッパ思潮の伝統を享受するだけでは、現代医学・医療の硬直した土台を大きく揺らすことはできない。むしろ西洋形而上学的な手法に対すると同様に、外部思想にも丸ごと打撃を与えるような、従来の脱構築や還元の方法を越えた「還元」の方法が要請されるのである。そうでなければ、世界史の歪みの網目を解きほぐすことも、不条理で矛盾せる医療の構造を、すなわちその大いなる病んだ身体性を回復させることもできない。では一体、張りぼての強靱な布陣に囲われた医の社会的身体性に対して、どのようなオールター・ネイティブな還元の方法が有効であるのか……。

問題は、西洋の自我主義をも解体する還元の方法が可能であるか、ということ。そもそも自我主義に無の思想を閉じ込めたことに、万事の無理を生じたという、この限界をいかに突破するかが鍵となる。この無理は、自我主義を前提におおむね無の思想を認識論のレベルに留め解釈しようとしたために発生したものであり、ゆえにニーチェの「権力への意志」論への転化は、むしろ自我主義を強める結末をもたらすことになった。したがって、課題は、無の思想自体が閉塞されることなく、むしろ自我主義をも解体する強力な「無への意志[27]」論として発動されることができるかどうかにかかってくる。還元の方法としてとらえるならば、理性的自我主義的伝統にある現象学的還元と意志的還元[28]による了解を踏まえ、さらにそのような両還元をも「還元」する、すなわちフッサールの認識的なレベルに関わる現象学的還元と、倫理的、宗教的な情動レベルに関わる価値的および意志的な還元の、両還元の方法をさらに徹底し全面的に止揚する方法、したがって還元の不可能性を弁えたラジカルな空的還元 The Reduction by/to Śūnyatā[29] の遂行が要請されることになるであろう。

空的還元の特性は、還元の対象が、何よりも先ず東西の伝統の思惟全般および現代社会制度全般であること、またその方法として、懐疑や判断中止からさらに「無への意志」に及ぶこと、そしてその成果として還元される「元」は、たんなる構造でも存在でもない「仮有」および「仮象」、すなわち空であること、にある。空である所以は、構造および存在には、なおも無制約の主体や実体の陰影が取りついていて、それはすでに「無への意志」によって取り除かれるからである。とはいえ、空とは本来的に「曖昧」であり、存在にも構造にもなりうる。なぜなら還元の過程において同時に現象学的還元も遂行されるからである。したがって自我主義的還元との関係は、脱構築とともに親和的である。「無への意志」は、「大きな一撃」や「命がけの飛躍」をも促すのである。なおそこにはたとえばデリダがヘブライ主義[30]に、また著者自身が仏教の影響のもとにあったように、原・宗教的な直観、感性および思考がはたらいていることを認めざるをえないであろう。時間の内部における開放をめざすラジカルなヘブライ主義や、体系的実体主義を脱する空思想は、パターン化され空間化された閉鎖的および概括的なギリシャ思想を、まさにラジカルに打開する「持ち札」となりうるのである。しかしその両者を止揚した空的還元でさえ、ある意味宗教と哲学の境界に戯れるきわどい、アイロニカルな方法である点は変わりない。

なお、空的還元を具体的な生活世界に即して述べるならば、それは時々刻々の、その場その場での、情動意識―身体を規定する、あるいはそこに刻印されたさまざまな存在と生成の諸条件を明るみに出していく、すなわち日常の身体―情動意識に対する反省や還元を通して、その不可能ゆえの近接努力をたゆまず遂行していく方法であり「過程」でもある。そこでは、決定論に陥りやすい構造主義的人間観とともに、社会実存的な人間観をも含む大らかな人間観が提示され、徹頭徹尾差別なき「共生」が繰り返し前面に押し出される。したがって、それは、間・情動的、間・生命的、そして間・身体的な営みがいかなる神秘もいかなる権威も脱落していく、まさに「独善の魂」の昇華されゆく地平において身体論的に、また身体学的に日々新たなる医学および医療をかたちづくっていく創造的なプロセスをも準備するであろう。

生活世界における、「心」と「肉体」の、次元を超えた実在的かつ相互規定的な関係におよぶ身体の両義性から、さらには脱身体的にはエロス的かつタナトス的な契機をもはらむ身体の空性へ、そこに目をつけた医学は、もはや近代ヨーロッパ医学医療観を絶対視する感性は崩壊せざるを得ず、新たな大胆な医学への提言を用意することになろう。

4 身体の空性

現代医科学における身体学のまなざしにおいて、人体は、驚異に値するほどに斉一的で緻密な構造かつ機能の系として、シミュラークルな位相およびコードに基づき法則的にとらえられる。そのような斉一性とは、多くの統一された活動の条件（言語、認識、操作など）を満たすことによって初めて取り結ぶものでしかないが、それは現代科学医療の卓越した業績や「功績」に裏付けられており、もはや普遍的、日常的な信念の域に達している。だが、それでも、その信念たるや、あくまでも方法的な隠喩の世界、あのディアレクティックなプネウマに蘇る、そしてその伝統を受け継ぐ近代ヨーロッパの医学の世界でのことがらにすぎない。

ポストモダンの哲学は、弁証法的、形而上学的な近代ヨーロッパ的伝統のまなざしを解除し、身体を現象学的、社会的観点からありのままの、個別の実存的および構造的な、および存在と生成の力の関係としてとらえた。その功績たるや、近代医科学に対して、聖性と真理の公理系に基づく身体への侵犯に対する批判と、構造と存在および生成のゲシュタルト的視線の提供、すなわちワンポイント（形而上学的主体）のパースペクティブな公理系の限界や不当性を暴露し、医科学の衝動にブレーキをかけると同時に、演繹的な主客の視線を越える、およびその差異を越えた、抽象的ではあるがはるかに「厚み」のある両義的な、新たな身体観を提示することができた。メルロ＝ポンティの身体論はまさにその典型と言えるであろう。ただ、彼の身体論を存在論的観点から再措定するならば、ハイデッガーの存在論にもまして、フォイエルバッハの唯物的身体論やベルグソンの生命論への配慮は不可欠となるであろう。とりわけ医の哲学的観点からは、ドゥルーズの「リゾーム」概念を支える純粋持続（意識）と内部生命流動説、すなわちベルグソンの生命哲学の果たした意義を注視せざるをえない。

「自然の肉と地続きの身体」とは、何よりも「生命世界」での覚醒であること。その意味では、そこには生命にたいする了解および解釈は暗黙の前提としてある。その本質たるや、いうまでもなく理論や科学による分析だけではとらえることはできない。そこにベルグソンの直観のはたらきが要請された。彼の知的直観によれば、持続する純粋意識こそが生命の本質を形成していることになる。そこでは、絶えず生成変化する意識の相が、多様に生・滅変化しなおかつ進化してやまない生命の相に投影される。すなわち、〈持続〉とは、等質的な（物理的時間に基づく）連続とは異なり、いかなる反省より以前の、直接的な意識の事実を示し、その純粋異質性は、世界内的には生命として現出し、因果・目的なき生の創造と躍進を果たすということ。いずれにしても、そこではもはや、カント哲学由来の権利づけられた合目的的な生命観の合理的な解釈は意味をなさない。「生命は他の諸範疇と同じく合目的性を超越する。生命は本質的には物質を貫き通る流れであり、物質から出来るだけのものを引き出す流れである(31)」。

以上のベルグソンの生命流動説にあっては、継起的斉一性に基づき精神を空間化するような

「精神科学」などという学問は、物理的および心理的な決定論とともに否定され、すべてが、非決定的な「傾向」のみを映し出す、〈異質的な多様性〉が相互に融け込み、思惟さえも産みだす「いのち」の自由な流動および躍動から解釈される。それは、弛緩固定化（物質）なき、まさに〈創造的進化〉であり、生命（いのち）の謳歌でもある。というのも、彼の「いのち」の流動は、植物的昏睡、動物的本能、人間的知性の、異質な三方向におよぶ生命の躍進にとどまらず、精神世界すなわち道徳や宗教など〈愛の躍動〉にまで及んでいるからである。[32] ただ著者自身、このように述懐しながら、しかしそこになおも見え隠れするヨーロッパ形而上学の残像に自らが見知らぬ風を装っていることに後ろめたさを感じざるをえないのも事実である。表向き確かに彼の一元的な生命の哲学は、身体を貫き越える「いのち」に連接するものではあったが、そこには体性知覚的な観点に根ざした自我主義とハイデッガーの実存主義由来の、たとえば〈表面的自我〉と〈根底的自我〉、〈純粋知覚〉と〈純粋記憶〉、〈水平時間〉と〈根源的時間〉、〈物質的（エネルギー保存の）世界〉と〈精神的世界〉といった、非本来の世界と本来の世界、また客観的世界と内観的世界の二元的な世界が前提されていたのだ。

生ける身体とかかわる地平で、間‐身体的共生の実存が確認され、同時に身体が社会的医療空間の内部において侵犯される実態が明らかにされることによって、そして今また生命の一元的観点から、近代哲学の有する機械的および目的論的生命解釈が否定されることによって、合理的かつ演繹的な身体論が完全に宙吊りにされた。何よりも、このようなリアルなアプローチは、生の身体―生命のラインおよび輪郭を浮上させ、医科学を含めた新しい医学および医療の可能性をイメージさせるに違いない。だが、しかし、念を押すならば、それはなおも視覚中心の、したがって遠近法由来の自我主義的あるいは客観主義的なヨーロッパ的思惟の、いわゆるプラトニックな伝統および態勢を享受する枠組のなかでのプラクティスでしかなかった。またそれゆえ意義ある「成果」は、それに匹敵する形而上学的な主体、ともすればそれさえも超える隠蔽された超・主体の「院政」によってもたらされるという限界をはらんでいた。このような認識は、実は、当主体が皮肉にも身体にまつわる現象（精神的あるいは神秘的な事柄など）を一面化し、その微積分的な可視化‐分析という方法との親和的解釈から脱却することができないままに、むしろ諸々の（主に資本、科学、国家の）論理や衝動に振り回される宿命に殉じざるを得なかったという、そのような大いなる限界にたいする反省に由来している。

新たなる身体観および論の構成において、ポストモダンの哲学の限界ラインをいかに越えるか、そのことが現代の医の哲学においても、錯綜するテクストの暗黙の一貫した課題となっている。そこには、ヨーロッパ的思惟の限界域を越えた彼岸において、すなわち臓器や疾病の占有や支配の程度に応じて、パースペクティブな運動により絶えず変容しつつ現前する、集と散、カオスと明晰、未分化と分化、および直観と認識を往復しつつその姿を変える、多次元的および多義的な存在になりつつある身体像を、改めて世界史的に収斂された哲学的方法―脱構築および空的還元によっていかに明らかにしていくかという、具体的かつ究極的なテーマが課せられている。

ひっきょう「いのち」および身体の空性は、そのようなラジカルな方法の、その果てしなき反復の「元」として、そのテーマに応えるに最適の概念ならぬ理念を提供するであろう。ここで要請されなければならないこと、それは、あくまでも医の哲学の世界史であるゆえに、課題は当初より概括的ではあるが、「類的身体」のコミュニケーションの可能な地平において可能なかぎり降り交流を重ねていくことにある。たとえばドイツ民族固有の「精神 Geist」なる用語概念に込められた自らの優越性のみを説くような、独善的な魂に陥ることのない、「いのち」および「空性」の観念を、いつまでも東洋固有の概念として囲い込むことなく、むしろ覚醒の深化のためにこそ西洋の類似の解釈や了解に接近していかなければならない、ということ。

その点では、とりわけベルグソンの生命哲学は、東西を結ぶ大きな架け橋となるであろう。というのも彼の生命は、明らかに個の生命や西洋伝統の生命観を超える「いのち」を顕示するものであり、また彼の「存在と無」の了解は、空観にも類似する。無の知覚が中心となり情動に関わる無への意志は余りにも不徹底で限界を伴うが、「我々の精神がかく内部と外部を往来するとき、そこには双方から同じ距離にある一点がある．そこでは一方がもはや認められず、しかも他方がまだ認められないような一点である．この点においてこそ無の心象が形成されるのである[33]」という観点には、空的境地に通じるものがある。

さて、身体の空性とは、その東洋的概念の由来は、既述の「五蘊皆空」、さらには「色不異空、空不異色、色即是空、空即是色[34]」なる仏教の覚醒に基づいている。現代的な意味および言葉では、意識と身体の「間」、「魂」と「器官なき身体」の「間」という、まさに「間」という概念により心身の非固定的、非実体的諸相として表現できるであろう。同様に、西洋哲学の概念に沿って表現するならば、それはベルグソンの指摘した内部と外部の混融および「間」であり、おそらく「精神」と肉体の両義的「間」、拡大解釈するならば「存在」と「構造」との「間」に動揺する身体的実存であり、東洋的語彙で翻訳するならば、「ドーシャ」や「気」にも通じる。いずれにせよ基本的にはさらなる異質多様性であり、多次元性であり、瞬時性であり、曖昧性でもある。医の哲学の世界史において、意外にもこの「曖昧性」という感覚において、東西歩み寄りの兆しが芽生えはじめている。

身体に関わる曖昧性とは、明晰なる二元的なファクターに分‐元される局面と全く異なる地平を有する。もちろん究極には、「器官なき身体」像のように、瞬時々々においては一元的に表出される。しかし、身体のゼロ点はそのような持続的で唯物的な契機にのみ収まるものでもない。身体は、「ただそれだけのもの（塊）」であるとしても、同時に脱自的に、刹那々々に唯心的、空‐想的に心身泡沫状態になるもう一つの極性、つまりいかなる客観的な判断をも拒絶する、おそらくは身体の分解および脱落の彼方を一挙に現前させるような契機をもはらんでいる。医科学の信念が、持続的で唯物的な実在にあるとしても、身体像の多次元的多様性の、そのつどの観点の可能性を否定するものであってはならない。身体の空性には、唯物・唯心の極性を示す実体にたいする徹底した還元、すなわち無への意志によって還元された、ひっきょう還元不可能な還元としての、身体の重さを覚知する「仮有」および「仮象」、すなわち「唯物的空[35]」なる覚醒がある。空なる仮象にして、豊穣なる重き身体像にたいして、柔軟かつ忠実に、所与の持ち札を踏まえつつ、たとえば世界史的な東西の知性と智慧の交叉が新皮質—体性神経系と古皮質（大脳辺縁系）—自律神経系なる覚醒の隠喩体系を産み出したように、我々は日々新たに、意義ある「イマージュ」を呈示していく努力を怠ってはならない。

先に私たちが身体に関わるかかわり方に三通りあることを指摘したが、実は、それには、日常的、「覚知」的、さらには学的な意識の三通りの様態が対応していた。東西意識の分岐点は「覚知」的意識にあり、前述の身体を対象化して知の質量を高め意識の充足をはかるか、あるいは非日常的に心身の安心を得るか、その選択しだいで、学的意識にも大きな相異が生まれ、構成される身体像にも当然大きな差異を生じる。要するにその関わるかかわり方の重心の置き方によって、かかわり方の一つでもある、身体学の内容やイメージも大きく異なってくる。そのよい例を、西洋の人たちがかたちづくってきた身体像と東洋の人たちのそれとの相異に見ることができる。前者は、アルクマイオン以来、おおよそ身体像は視覚（脳）を中心に対象化されることによって客体的に形成されてきたが、後者のインドや中国などの東洋においては、観ることよりも生き方に関わることに重点が置かれ、自ずと身体像は、「心」的に対象化され、したがってどちらかといえば、情動（心臓）中心の、心身未分の直観像としてとらえられた。その結果、前者は、明確な輪郭と緻密な内部系を有する、肉体と精神の斉一的にして普遍的な透視像として、他方後者は、触知と直観の経験則に基づく、未分化の観念的な、何よりも生ける身体のイマージュとしてとらえられた。

前述したように、身体は、本質的には空性であり、したがって少なくとも東西両者により結ばれた像の間に優劣をつけるような現代医学の体制を退ける地平で結ばれねばならない。身体に対するかかわり方の次元の相異を踏まえておかなければならないにしても、医学・医療の分野でかかわりあう身体という点では、同等でなければならない。たとえ現実の医療行為の中で関わるかかわり方に大きな比重の相違が生じたとしても、である。

現代社会において、世界各地でいわゆる伝統的、民間的な医療が見直される気運が見られるなか、明治時代以来、西洋医学中心に進められてきた日本の医療においてもまた、再び東洋医学の有効性が見直され、顧慮されるようになってきた。とはいえ、そのような見直しは、末端の処方的、技術的な面に限定され、西洋医科学と東洋医学のよそよそしい関係は、従来とそれほど変わっているわけではない。身体的言説における多くの齟齬を来たすような関係を引きずるかぎり、現代医学の有する硬直性や医療のカオス性を克服する契機にさえならないであろう。これは、もちろんオールタナティブなテーマではなく、また単なる「結合」や「総合」の課題としてだけ提示されるものでもない。つつましやかなる営為は、何よりも科学医学に対する絶対信仰や東洋医学に対する異様な期待を産み出す思想的陥穽および哲学的な限界枠をいかに払拭していくかに向けられ、とりもなおさず、身体の空性との関わりはその真性の次元にいかに近接していくかにかかわってくるであろう。

現代の常識的な科学的身体像は、人体生理解剖図の示すような客観的、唯物的な系（脳—神経系、筋—骨系、心—循環器系、呼吸器系、消化器系、皮膚—感覚系など）と、精神・脳があらゆる系を統御するヒエラルキー的な世界との、唯物と唯心の二重性によってイメージされている。いずれかの極性に偏らざるをえない、そのような分断された西洋流身体観に対して、そもそもの東洋的な身体観は、心身未分の、生命の統一体としてとらえられ、そこでは大脳のような特権的な中枢は存在しない。現代の医学的常識からすれば、脳のない人間なんておよそ成立しないかも知れない。無脳児といえども、脳幹は機能している。したがって大脳や脳幹の機能しない「脳死」患者は、もはや身体として存在しえない。それは、まさにクオリティ・オブ・ライフの皆無な、「精神」なき物体でしかないことになる。しかし、東洋的身体のイマージュからいえば、いかに身体に機械（人工呼吸器）が繋がれた「脳死」患者であろうとも、関係し合う身体は、相互の体温や心臓の鼓動を介して、触覚的に、情動的に、それゆえ間 - 身体的にまさに生きているのである。

繰り返すが、この東西両者の身体観の間には、評価および優劣をつけられない異次元的な相違がある。少なくとも、現代の医学界においてこの異次元的二重構造が、たとえパースペクティブな関係としてであれ、同等の観点において明示されるべきである。もちろん東洋的身体像に見る、五臓六腑説なる不十分な観察や経験則を観念的に接合しただけの解剖学は、大きく改めなければならないかもしれない。また、気が経脈を介して浮かび上がってくる身体像と西洋流の解剖生理学に基づく身体像との関係についての考究は、課題として引き受けなければならないであろう。いずれにしても、このような身体の新しいかたちをめざす再編は、臨床場面での医学医療の新しいかたちを同時にホリスティクに要請することになるであろう……。しかし、医療の現場では、身体像を空性に引きつける医学・医療的な意味や意図は、実は、そのような世界史的に可能な新たなる身体像の提示よりももっと手前においてある。

第四章のまとめ

一．医学・医療のかたちおよびその水準は、時代の思潮および人間観によって決まる。

二．時代の思潮における人間観のイメージする身体像が、物質的自然優位か、それとも唯心的観念優位かによって、医学との関係の密度および医学自体の特性が異なって現れる。

三．医学の形成および医の哲学において、いわゆる心身の問題は避けては通れない。

四．メルロ＝ポンティによって没意味的な物理還元主義や形而上学的唯心論による身体解釈が批判され、新たに精神と肉体の両義的な身体論が形成された。その結果、デカルト自らが唯一心身合一（複合）の可能な領域とした生活世界において、心身二元論に由来する心身の問題は、とりあえずは克服された。

五．医科学は、身体を客観的、合目的的に解釈し、その構造と機能を法則的に組成していく、まさに唯物的即物化なる一元的プロセスを示す。現代西洋哲学は、その思想的原動力でもあるヨーロッパ形而上学および科学主義を反省する、実存主義と構造主義の二大思潮を系譜にもっている。

六．身体の共存在性を明るみに出すメルロ＝ポンティの存在論に対し、むしろ反対に身体の疎外性を明るみに出したのが、フーコーの構造論である。フーコーは、メルロ＝ポンティのように、知覚、意味、価値などによって身体を取り上げる「思考様式の歴史」ではなく、資本、近代的テクノロジー、権力などによって支配され侵犯されていく、「具体的な」身体の社会的歴史性を問うた。

七．現代の医の哲学において、身体を生の存在および負の構造化として両義的にとらえることは、重要な態勢である。なおこのような観点の主たる供給源として、フロイトの精神分析が精神（心的実在）を現象学的および生物主義的に定位し、近世ヨーロッパ哲学および医学の思想に大きな影響を与えたことからも、現象学と精神分析学との協働性にも注意が払われるべきであろう。

八．ポスト構造主義の精神医学の領域に与えた思想的インパクトは大きかった。しかし、医科学の領域においては、脱構築は充分に発揮されなかった。

九．現代医学を哲学する上において、東西の身体論を媒介にしたアプローチは不可欠である。

一〇．現代ヨーロッパの存在、構造、生成と力の思想は、無制約な実体や主体の陰影に取りつかれ、いまだ自我主義的伝統から脱しきれておらず、現代の医学・医療の再編は、空的還元によらざるを得ない。

一一．空的還元とは、時々刻々の、その場その場での、情動意識—身体を規定する、あるいはそこに刻印されたさまざまな存在と生成の諸条件を明るみに出し、反省や還元を重ね、その不可能ゆえの近接努力をたゆまず遂行していく「過程」を意味する。

一二．身体の空性とは、心身の非固定的、非実体的諸相、すなわち両義的には「精神」と肉体の「間」に見られる往復であり、「存在」と「構造」との「間」に動揺する実存であり、しかし基本的にはさらなる多様性であり、多次元的であり、瞬時性であり、曖昧性でもある。

一三．いわゆる西洋と東洋の医の哲学および身体観の間には、本質的には評価の優劣はつけられない。そこに取捨選択および考究の課題が問われるにしても、両者は現代医学において同等の観点として、異次元的な二重構造として明示されるべきである。

【注】

（1）『医療と医学の思想』（れんが書房新社、一九九三）序文参照。

（2）系とは、まとまりおよびつらなりを意味する。したがって、同様の生成変化と元素の人間観に立っていたとしても、身体へのまなざしがいかなる地平で、およびいかなるレベル（次元）から注がれるかによって、その構成も異なってくる。ちなみに、古代西洋流身体は、当初より構造と機能による視覚的な系でとらえられ、後の医科学的に細別される系（たとえば臨床医学的には、呼吸器系、循環器系、脳神経系、消化器系、泌尿器系、骨・筋肉系など）を予示していたが、いわゆる古代東洋流身体は、未分の解剖学的および生理学的知見が、いかなる細別をも予示することなく、当初より身体（心身）それ自体が大きな一つの系をなしていた。

（3）彼は精神と身体（肉体）は同じ一つのものの、二つの現れとして合一的にとらえ、人間は精神と身体とから成りそして人間身体は我々がそれと感じるとおりに存在する、と考えていた『エチカ（上）』（畠中訳、岩波文庫、一九七七）一〇九頁参照。

（4）『哲学と自然の鏡』（野家啓一監訳、産業図書、一九九三）二五頁および一二八頁参照。

（5）同右四頁参照。彼は、究極には「曇りなき心の鏡」の存在信仰を前提にして成立しているにすぎないそのような認識論は、統一実体としての心の存在を前提にしており、また「自然」を正確に記述する「言語」分析論も、「心の鏡」を前提にしている点では同様であるとみなし、ただ「事物」の意味の解釈学においてのみ哲学的探求の意義があることを啓示した。

（6）デカルト『方法序説』（小場瀬訳、角川文庫、一九六三）七〇頁参照。

（7）改めて、形而上学という用語は、現代では、人間の生命的存在、社会的歴史的存在、および包括的な存在の哲学的探究などの、多義的に使用されているが、ここでは、元来の「存在としての存在」を研究する学という意味で使用している。したがって形而上学的人間とは、神や精神探求にのみ関心を示す人間のことを総称している。

（8）『眼と精神』（滝浦・木田訳、みすず書房、一九八二）二九五頁。

（9）同右、六四頁。

（10）この辺りの詳細な批評については、『空的還元』（れんが書房新社、一九九九）の第V章（身体の両義性）を、また関連の語句については、「真理の起源」（『メルロ・ポンティの研究ノート』御茶の水書房、一九八一）一二二頁参照。

（11）『知への意志』（渡辺訳、新潮社、一九八七）一九一頁参照。

（12）『臨床医学の誕生』（神谷美恵子訳、みすず書房、一九九二）一四八頁。

（13）同右、八三頁。

（14）同右、一〇頁参照。

（15）同右、二五三〜五五頁参照。

（16）たとえば臨床病理学では器質的・形態的な観点が、また臨床生理学では機能的な観点が中心となるが、実際の観察・分析および診断においては、相補的な観点が考慮されるようになってきている。

（17）現代医療では、不可視の可視化への、果てしなき衝動と強い意志によって産み出された、電子顕微鏡、X線、CT、MRI、超音波、内視鏡、PET、サーモグラフィなどの高性能の透視検査装置および技術が、疾患の確定診断に不可欠となっている。

（18）『エクリチュールと差異（上）』（法政大学出版局、一九七七）三一七頁参照。

(19)「精神分析と現象学」(メルロ＝ポンティ『モーリス・メルロ＝ポンティ』『現象学研究』特別号、せりか書房、一九七六)一五〇～五一頁参照。

(20)ジャック・ラカン『ディスクール』(佐々木・市村訳、弘文堂、一九六〇)一一頁参照。

(21)『脱病院化社会』(金子訳、晶文社、一九八〇)一五九～六一頁参照。

(22)『医療と医学の思想』(れんが書房新社、一九九三)一四四～六一頁参照。

(23)脱構築とは、ジャック・デリダの造語であり、彼は、西欧の形而上学を「音声・ロゴス・男根」中心主義と批判し、それを外側から破壊するのではなく、内側からグラグラ揺すって変革することを主張した。周知のように、この方法はテクスト分析の一方法として、一時期流行した。

(24)『エクリチュールと差異(上)』(法政大学出版局、一九七七)八～一〇頁参照。

(25)なおこの基準を受容すべきかどうかという点について、今日、盲目的追従の徒の口実や議論は別にしても、それなりに筋のある賛否両論がある。たとえば、和田秀樹は、個々の問題を指摘しつつも、全般的には、客観的、統一的な診断を可能とし、とりわけ生物学的(器質的)精神医学にとっての重要な診断基準になるとみなしている(和田秀樹『精神科医は信用できるか』〔祥伝社、二〇〇八〕四九～五二頁参照)のに対して、カチンス＝カークたちは、精神医学を権威づけ、保険会社と結託し、利権、偏見、政治取引に関与する医療経済上のご都合主義、および精神障害の判定につきまとうレイシズムなどと鋭く批判し、(『精神疾患はつくられる』〔高木・塚本訳、日本評論社、二〇〇二〕参照)真っ向から対立している。

(26)ドゥルーズ＝ガタリによれば、器官なき身体とは、無定形未分化なる非生産的、非有機的な塊、すなわち身体のイマージュをもたない身体である。『アンチ・オイディプス』(市倉宏祐訳、河出書房新社、一九八六)二二～三頁参照。

（27）無への意志は、たとえば禅に見られるような、東洋的覚醒の方法としてだけではなく、西洋でも、サルトルの無化作用やハイデッガーの無およびバタイユの無（リアンなど思想的一契機）として、さらにはシモーヌ・ヴェーユやレヴィナスたち宗教的な内に向かう主体的な意志として重視されている。そこでは、それは、絶対的宗教を越える、東西共有の、思想的かつ宗教的覚醒をしこう（志向、指向、思考、試行、嗜好、至高、施行、私行）する態勢を暗示している。したがって空的還元においては、教義やイデオロギーを突き抜けた（無化した）、身体の空性の内部においてのみ、「仮有」の生成および構築が営まれる。

（28）繰り返し、哲学の意味する「還元」とは、たとえばア・プリオリな実体や悟性を〈判断中止〉の下、否‐定し、ある本質的なもの（元）に帰する方法のことを言う。論理や科学の体系を対象に「純粋意識」への帰趨を促すフッサールの現象学的還元は、まさにその典型的な方法と言えよう。なお、現象学的還元が認識のレベルにかかわるのにたいして、意志的還元は、価値、倫理、エロス、タナトスなる情動的行為のレベルにかかわる。

（29）著者独自に概念化した、還元不可能な還元、すなわち再帰的なアイロニカルな結果に対する還元の永久的反復行為を意味し、意志的および現象学的還元の反復により還元された身体の空性においては、心身の内部と外部、存在と構造、瞬間と延長をはらむ覚醒と解釈を目指す。（『空的還元』一五四～六三頁、および詳細は、"PHILOSOPHY OF EDUCATION: Formulation of a New Idea for better Education", University of Santa -Barbara, 2000 を参照）。

（30）See, G.D.Atkins, "Reading Deconstruction/Deconstructive Reading", The University Press of Kentucky, 1983, pp.44-7

（31）ベルグソン「創造的進化」（松浦訳『世界大思想全集16』河出書房、一九五三）一九四頁。

（32）『空的還元』一二〇〜二二頁参照。
（33）注（31）二〇四頁。
（34）玄奘の漢訳『般若心経』の、仏教の究極の思想的エッセンスを集約した、弁証法的覚醒を示すことば。
（35）ヨーロッパ形而上学の体系的「定」なる伝統が破壊されたゼロの地点、および東洋の観念的独善の伝統を破壊する、すなわち「ただそれだけ」の境地を表現。前掲『空的還元』一九一頁参照。なお、たんなる「空」にあえて「唯物的」という修飾語をつけたのは、情動的な身体的覚醒を表現するためではあるが、結果的にはそのような覚醒が、同時に認識論的かつ実在論的な、したがって医科学的な契機および意味の重さをも賦与する。

第五章　展望：組織医療の狭間で

1　臨床と実存

現代の医療は、人体のつくり（構造）とはたらき（機能および生理）の織り成すイマージュと、健康と病気、正常と異常の綾なす鑑別と治癒を中心とした医科学的技術体系に基づき描き出される。そこに格別の強引さが作用しようとも、また新しい医学医療のかたちを構想する場合においても、この基本的なイメージが大きく変わることはないであろう。何よりも可視的な「効果」および即自的な結果が求められる世界である。そこではいかなる癒しの言葉よりも根治のための鋭利なメスが優先される。また身体のいかなる総合的および有機的な理解よりも客観的で的確な診断と障害部分の完全な修正もしくは除去が求められる。この可視的な面における効力（特に外科的および急性的な疾患に対して）においては、もはや西洋流医科学医療が、世界医療の絶大な信頼を得ていることを軽視してはならないであろう。

とはいえ、その可視的な「功績」や「進歩」は、同時に個別性や非時間性の価値の稀薄化に基づく成果主義と犠牲精神の暗黙の要請に基づく不可視の西洋実験医学の魔性に支えられてきたことを忘れてはならない。またより一層、そのような負性を内に抱え込む現代医科学における「罪」と「虚無」が、今も医療という臨床の場で組織的に集積され続けていることを忘れてはならない。現代医療の臨床の場は、まさに、それゆえにゆるぎない信念と後ろめたい反省によって支えられている、と言えるであろうか。

医科学を中心とした現代の組織的な医療、その「臨床」の場において、臨床のまなざしが原初的な経験の回復であるという主張は、すでにフーコーによって粉砕され、その特権化され神話化された境界が相対化された。具体的な個体が初めて合理的な言語にむかって開かれた、そのような医療知覚の自由化された臨床医学的経験において、知る欲望に促された医療者のまなざしは、被医療者の身体を隷属させておくことによって病を身体のなかに位置付け、病を個別化および疾病化（物理化学的、唯名的還元作用）し、そうして患者の身体、性的情動、および死を侵犯し、自らを自由な経済交換の場として概念化していく。彼の言説に従うならば、現代の臨床の場において、何らの実存的な観念も介在することなく、一つのまなざしが一つの顔と対面するような、医学的ヒューマニズムはもはや成立しないことになる。

しかし、フーコーの反ヒューマニズムや脱・主体性の主張は、ヨーロッパ形而上学的な世界の枠内のことがらにすぎなかった、おおむねそれ以上でもそれ以下でもなかった、ということ。すなわちそれは宗教的および科学的真理を背景に持つ近代西洋の歴史的ディスクールの解体を意味しているが、そこでは欲望する主体の社会的・実存的ディスクールは半ば蚊帳の外にある。前章ですでに存在論や構造主義的言説への批判を絡めて述べたが、主体のかかわる現-場は、さまざまな観念が介在するにせよ、否それだからこそなお一層、主体性の絶えざる吟味が問われているのだ。そこには、主体を存在や構造に埋没させ、超-主体化した所定の自由の「距離」から批判的にのみテクストに戯れる「余裕」も、いかなる他人事であることをも一切許さない、組織医療の現実が横たわっている。せめて自らに担われたそのような現実を明るみに出していくこと、「まなざす」以前に、およびヒューマニズム以前に社会的に投企（投自）された実存の意味を語ること、そのことが問われているのではないか。

人は、病気や障害を経験し肉体的苦痛や情動的な苦悩を受けたとき、身体の重さを、あるいは心身の分裂・不調和を感じ、自らの生に立ちはだかる障壁に病む。その対処の方法が「私」的なものであろうと「公」的な要請に従うものであろうと、そんな「病 sickness」を共に請け負うことに、すべての医療行為の原点および始点がある。すなわち含意するところは、何よりも「今」にあるということ。すなわちそこにフーコーの指摘する身体を侵犯する構造化された空間が存在するとしても、先ずはメルロ＝ポンティの、生の身体の存在性や人間の実存性について問い語ることを憚ってはならない、ということ。この臨床なる実存的意味の焦点をずらしてはならないのだ。

一般的に臨床とは、医をなす者が「病床に臨む」すなわち直接的な診療や治療にあたることを意味する。それゆえおおむね病院など医療施設と結びつけられ、医科学医療の内部で語られることが多い。しかし、そのような場面は、何も病院に限定されるわけではない。「病床」が、病める者の「寝台」（clinic の原義）であるならば、医療以外の、いわゆる「社会のベッドサイド」で、客の話を聞き相談を受けるサービス業全般に当てはまる言葉であるともいえよう。したがって臨床という言葉を成立させている実存的意味は、むしろ言外のその一歩手前にある。すなわちそれは、ある場所で特定のだれかが他者と出遭い、他者を遇するという場面においてあり、哲学的に突き詰めて表現するならば、客を迎え入れる者が自らをその同一性から逸脱させること、自己を差し出すこと、相互的・無所有的で、他者の他者となり、絶えず他者に開かれ、他者への贈与となるという、厳然たる無償の意味をもはらんでいる。

いうまでもなく、医療の現場は、その他のサービス業とは異なり、人と人との独特の「出遭い」の場となる。病院はホスピタル hospital と翻訳されるが、その語源でもある hospitalis および同じ語源をもつホスピタリティ hospitality とは、いみじくも客を暖かく「遇すること」すなわち「もてなし」および歓待することを意味する。病院が臨床の場であることを示しているわけだが、重要な点は、「手厚く、親切にもてなすこと」は、何よりも病に苦しむ患者を救済することに尽きる、ということ。すなわち病床（臨床）にあっては、何よりも患者の最大の願望である病気を治すこと、そしてそのための最善の医療技術を提供することが要請される。現実の資本主義社会では、無償の贈与は多くは括弧にくくられざるをえないし、相互の権利を認め合う契約社会では、他者の他者となることは予め限定されてある。ただし、繰り返すが、狭義の臨床の場としての医療、とりわけ病院においては、もとより「救済」を本旨とすることから、その他のサービス部門とは異なり、非営利性および無償の精神が重視されることになる。また病床において、客（患者）と歓待する者（医療者）との関係は、切迫した病の身体的実存としても特異なかたちで顕われる。すなわち、そこは、自らのアイデンティティを賭ける「客」としての患者の非日常性と、業務の一環として任務に当たる医療者の日常性が患者の身体を巡って交錯する、まさに両者が反転するようにして接触する場となる(1)。

焦点となるのは、組織化された現代の身体的な医療空間が、生命をめぐる実存的な関係を規定するものとして現前している、という点にある。医療する側と医療を受ける側という制度化された陣営設定は、その端的な表出であるが、そのような制度的に担保された分断・隔絶は、特異かつ多彩な相貌をもった対立を形成し、「あなた」と「わたし」の二様の実存的体験をもたらすことになる。そうして、とりわけ実存的自覚ある者の、それゆえの「葛藤」、それゆえの幻想性、そしてそれゆえの混沌のなかで、主体性の問題が不可避となってくる。身体の空性が問われる所以は、何よりもこのような「わたし」と「あなた」との実存的な関係の交錯する、まさに主体性の問われる組織化された臨床の場においてである。

一体身体の空性は、心身未分の超次元的関係性として、臨床の現場でどのようなかたちで「現成」するのだろうか。そしてそれは、主体が規定され限定された医療を対象化しうるための、さらにまた、主体が新たなる医療および医学のかたちを構想する上において、いかなる示唆を提示しうるであろうか。この気宇壮大なるテーマ系に応えうるために、何よりも主体である、「あなた」自身の、そして「わたし」自身の実存を問うことから始めなければならない。

先ずは、医療者としての「わたし」の実存性は、個人的な性格や気質や価値観の、あるいは動機やら初心の差異はともかくとして、所与の資格の、職業として規定された業務範囲のなかで、知的および技術的欲望のもと密かには優越心や好奇心、あるいはときにはエロティックな感情を抱き、あるいはときには自己弁解的に奉仕精神に誓い、それでもつねには実存的情動意識（共苦および同情 sympathy）や労働者意識（働き甲斐や権利意識や生活意識）など、多様な信念や雑念および観念によって支えられている。そのような実存性に支えられた「わたし」の日常的な医療行為は、それゆえに被医療者としての「あなた」が社会的権利者であり、同等の人間であるということの自覚の下で、「わたし」がそんな「あなた」と対面するとき、おうおうにしてる「わたし」は、いかに「あなた」の苦を解除して上げられるかと思う心のなかにも、臨床医科学的まなざしは、先ずは用心深く、「あなた」の有するであろう病気や疾病の情報に職業的関心と密かな好奇心を懐く。

　現実には、科学と国家および資本の論理や衝動に突き動かされざるをえない、そのような物象化され制約された医療空間のなかで、「わたし」には、見知らぬ被医療者にたいする、苦悩や苦痛および「わずらい」を分かち持つという一片の共感や心遣いがあったとしても、その委託による代行では、そのための「問診」さえもおおむねマニュアル的にならざるをえない。すなわち実存的な面に職業的および職制的な面が勝るということ、ゆえに患者との距離感を適切にとる以前に、はるか遠ざからざるをえないこと。そこでは、おおむね「公的な顔」をした、機械的な作業に忙殺されている「わたし」の日常の姿が映し出されているかも知れない。

　科学医療の面目は、先ず何よりもいかに正確に、精密に、かつ迅速に診断を下し、いかに適切な治療を施すかという、まさに直線的な方法に基づいた技術的な力量にかかっている。それは物象的な関係の合理的な判断が要求される世界であり、職業人としての「わたし」は、同時にコストを削減し収益を上げるための有能なコマとして雇用され、要請される。「わたし」が医療の現場を公的な場として自覚する意識においては、私的な欲望や感情を抑制しなければならない倫理的な要請を伴うが、しかしそれにしてもそんな私的な心のタブーが、「わたし」の日常意識の労働意欲の裏面を形成し、保険組織医療の現場をも支えているという、まさにアイロニカルにして不可避の、それゆえ欺瞞、偽善、矛盾に翻弄されざるをえない社会に規定された実存性を隠蔽してはならないであろう。主体性はそれゆえに社会的実存でなければならないことが、やはり宿命なのである。

だが、そんな「わたし」も、同時にときに被医療者としての「あなた」になる。苦痛、不安、焦燥、心配、憂鬱、疎外感など、ネガティブな情動を抱えて、医療者である「あなた」と対面する一患者としての「わたし」の実存は、何よりも内向的であり、あらゆる関心は、分裂した自らの心身の悩みや苦痛を中心に組織され、文字通り疎外された世界の外縁と重なる。痛みが胃部にあれば、その胃痛にたいするさまざまな医学的な知や情報が脳裏を巡り、胃を中心に「わたし」のとげとげしくも重苦しい内的な世界が形成される。医療者との対面は、被医療者の心の中で醸成した限界状況からの救済が一義的な願望となるだけに、研ぎ澄まされた「わたし」の心に、「あなた」に対する信頼と疑惑、傲慢と卑屈という多彩な情動が駆け巡る。「わたし」は「病気 illness」を病み、「あなた」は何よりも「疾病 disease」を探る。そこでは、したがって両者の間の「病 sickness」に対する態勢の相異や医療行為自体の不確実性を、「わたし」自身がどの程度認知および了解しているか、そして何よりも自らの生の「覚悟」をどの程度引き受けられているか、いずれにしても、そこでも生や病および医療にたいする「わたし」の社会実存的な姿勢が問われるであろう。

「わたし」と「あなた」の社会的実存のブレ、偏差は、両者のそもそもの実存的、立場的および知的な差異に由来するとしても、医療という特別な、生命に関わる両者の「出遭い」において、両者がともに絶えずそのような差異を超える契機を与えられている、その「瞬間」を見逃してはならない。身体の空性はまさにそこにこそ「現成」するということ。換言するならば、両者の差異をお互いが埋め合わせるためには、差異を超えた身体の空性（覚醒）が「現成」する世界、すなわち究極にはどの程度にお互いの魂と魂が交接し合う、また個の生命が「いのち」に連接する響存的世界[2]や根源的共生関係世界[3]を開示させていくことができるかにかかってくるであろう。そして実はこのような関係世界のなかでこそ、新たなる医療医学の可能性が問われることにもなる。

くしくも、現代組織医療においては、身体の空性が「瞬間」的にしか「現成」しえない。それは、臨床の場が純粋な出遭いの場ではなく、またそうである必要がなくなっていることにも起因する。医療効果を高めるためには、むしろお互いが出会う前に、被医療者の身体に関する情報およびお互いの能力が認知され、おおむね心の中ですでに出会っていることが望ましいとされる。だが、そうであったとしても、せめてお互いの出会いにおいて、とりわけ医療者は、転移やプラシーボ効果など心理的な効果[4]を考慮する以前に、先ずは対面する被医療者との社会実存的な関係を取り結び、信頼関係を築くための努力が払われるべきであろう。お互いが立場を踏まえつつ、その人自身のもつ感性や知性および嗜好性や人間性を分かち合うなかでこそ、自らの医療する、また委託し代行してもらう態勢を固めていくことになるのではないだろうか。

総じて、医療の目的たる「救済」に即して、有効にして有意義な医療関係や行為を醸成させるために、また不可能性と不確実性ゆえに求められる「正しさ」を求めて、日頃「あなた」も「わたし」も技術的な能力および力量を身につける努力を惜しまないということ。同時にまた、対象化され制度化された身体が、響存的共生関係を取り結ぶことの可能な空性を開示するためにも、お互いの社会的実存に理解を示していくということ、このような臨床における社会実存的な態勢は、いうまでもなく医療の倫理に関わってくるであろう。

2　医療の倫理とは

大方の医療問題は、医療する側の倫理や奉仕度か、それとも医療を枠づける医療制度の問題に還元されがちではあるが、医療にかかわる「わたし」や「あなた」は、そんな単純な構図に収まらない。要請される世界は、「わたし」には物証的かつ物象的確かさへの積極性および実直性である一方で、一点の曇りなき心の透明性である。そもそもこの両者は、「わたし」の心の中で同時に成就するはずがないのだ。前者での不確かな結果に対しても、得体の知れない冷や汗や悔恨と、居直りにも似た科学的な反省がつきまとうだけで、多くは「わたし」ごとでしかないのだ。仮に「わたし」が患者の宿命的な悲哀と苦悩の共有に自らの「甲斐」を見出していたとしても、それ自体が「生き甲斐」であり、自己満足の域を出るものでなく、それは「医療者」というともすれば厳格な所与の権威意識に支えられていることに、無自覚なだけでもある。

結局は、たんなる制度でも、たんなる実存でもない。それは、構造でありつつ社会的実存であること。この被規定的な自覚においてしか「わたし」の医療者としての倫理的なスタンスを維持する方法はないのである。要するに、医療する「わたし」とは、そもそものような実存としての自覚であり、自らの倫理的な位置の確認である。したがって、「わたし」は、現代組織医療という「公」がそもそも治癒と実験の両義性をはらみ、営利と選別を要求し、その不条理性ゆえにつねに「カオス」が内在しているという、そのような現実であってさえ、なおかつそこに現代の医学医療の「進歩」の表徴を認め、またそれゆえに好奇心にまして「わたし」の共苦・共感の「刹那」に信頼を寄せるほかないのである。そこでの倫理は、あくまでも「病院」としてではなく医療としての「公」であること。重点は、したがっていかなる「公」であるか、という点にある。その構造的な認識と倫理的な自覚の程度が自らの社会的実存を規定するということを理解しておかなければならない。

さしずめ、「公」的倫理を生成せしめる本源的な実存とはいかなる根拠を有しているか、という点について問われなければならない。この問いに応えるためには、前述の臨床の、すなわち「遇する」ことの実存的な意味の洞察に立ち返り、メルロ゠ポンティの「反省」に基づいた身体的な実存論に先行する、レヴィナスの倫理的な実存論に耳を傾ける必要がある。レヴィナスによれば、そもそも身体の両義性とは、身体の精神的・心的な局面との関係性である前に、「他なるもの」への依存によって成立しており、したがって従属性と至高性、すなわち自己と他者との関係性であることにある。[5]それは、反省を媒介にした「他なるもの」との自覚の世界、すなわち間 - 主観性や間 - 身体性および共 - 存在性という存在論的認識以前の、むしろそのような共生意識を基礎づける関係である点で、倫理形而上学として存在論の次元に先立っている。無限の絶対的外部性である「他者（顔）」の現前によって、「わたし」は応答することの可能性[6]（責任）、さらには「わたし」の自発性および主体性が問いただされる倫理がある。ただ、このような彼の「他者」を介しての無限なるものの観念には、魂（プシュケー）の存在が含意されている[7]ことからも、彼の倫理観はおおむね宗教的倫理観、すなわちヨーロッパ形而上学的およびヘブライ神秘主義（メシア）的伝統のもとにあり、絶対的宗教の成り立ちの実存的態勢にあると言うことができるであろう。それゆえアカデミックな気質の彼の「他性」には、さまざまに制約された多様な顔の彼岸、すなわち「純粋」という幻 - 「相」だけが現前し、いわれなき負債観念が漂っている、という批判も成り立つ。

ともあれレヴィナスの実存主義的倫理観は、倫理学の倫理、すなわち倫理学上の倫理の原初的な意味を問う、要するに自らの宗教的直観と実存に訴えるものであり、とりわけキリスト教との縁で設立された「病院 hospital」において、彼のメシア的覚醒は医療倫理のメルクマールとなり、くしくも医科学的な即物的衝動により追放された魂を実存する人間の心に蘇らせ、そこに発生する疎外意識を静める役割を担うことになるであろう。……とはいえ、現代社会における病院は、そのような「純粋性」を求める一元的、宗教的な倫理観とは一線を画した、リアルな、また多様な観点に基づく組織的かつ制度的な、公的機関として存在している。もちろん「わたし」が臨床の場にあるということは、前節でも触れたが、召喚されてあるということ、すなわち自由や選択以前にこうむる他者の苦しみにたいする可傷性、受動性、受容性および強迫性があることには変わりはない。ただ、そのような場は、おおむねそれ以前にすでに「わたし」に選択されてある、ということ。となればそこでは、そのようなレヴィナスふうの無償的なホスピタリティに連なる「負債の倫理」[8]よりも何よりも、職業人としての、有償的な権利や義務および使命（役割としての）や責任（それを果す）の伴う、職業的および社会的な倫理が先行することになるであろう。

「わたし」も「あなた」も社会的実存であるという点では、何よりも先ずは、臨床の場での実存的な倫理は、自然法的覚醒[9]に基づくことが要請される。直接的に身体を侵犯する医科学的な言説のみならず、実存的倫理の内実を侵犯する諸々の言説、すなわち医療法や医療制度、さらには国家や資本の構成する一貫した矛盾の論理や構造を明るみに出していく社会的な倫理もまた問われねばならないのである。この倫理的認識の重要性は、そのような内実が、縁の遠さを賦与しつつ直接的で近縁的であるという点においてである。国家の論理により医療空間が「隔離」

され閉域化されることも、資本の論理により営利化され企業化されることも、いずれの「悪魔」の囁きに対しても、被規定的自覚に基づいた主体性によるプロテストが要請されねばならないであろう。

ただ、倫理的な言説に関して、そこに濃密な価値的判断が要請されるとしても、たんなる一面的な解釈、すなわち身体の空性を損なうような一極主義に陥らないよう、構造的および内面的な絶えざる検証と反省が求められる、ということを弁えておかなければならない。希望と絶望、生と死を交互にあるいは同時に享受せざるをえない非日常性と、営利性や官僚性および科学主義によりマニュアル化された日常性との交錯する、そのような医療の現場において、「わたし」の実存性は、ともすれば独善的な純潔主義かニヒリズムか、はたまた即物主義に陥る危険性をはらんでいるだけに、つねに身体の空性に謙虚であることの倫理もまた要請されねばならない。

さて、現代の民主主義契約社会の医療倫理は、基本的には、第二次世界大戦中ナチスによるユダヤ人に対する残虐な人体実験、その反省のもとで採択されたニュルンベルグ倫理綱領、および世界人権宣言（一九四八年）の「医の精神」に基づいている。そこでは、患者の権利を尊重し保障するための、何よりも「最善」の治療にたいする、医療する側の「誠心誠意」という自然法的な責任と義務なる公的な態度が問われている。したがって、さしずめ医療する側の日常性においては、患者にたいして、何よりも丁重な説明と同意（インフォームド・コンセント）のコミュニケーションと、技術の正確性、精密性および迅速性が要請されるであろう。同時に、そこにいかなる「限界」を認めようとも、その「限界」にたいしては決して閉じることのない謙虚な態勢が、すなわち可能なかぎりの医学・医療情報、たとえば医療技術の内容や水準および医療行為の結果および原因や経過について、患者に率直に提示していく、そのような日常的な態度や努力が要求されるであろう。

課題はしかし無尽蔵である。「知る権利」と守秘義務との、また情報開示とプライバシーの保護との問題、さらには延命か安楽死（積極的および消極的をも含む）か、心臓死か脳死かについての死や臓器移植をめぐる問題など、医科学「発展」のプロセスに派生する、諸種の複雑な立場や位相あるいは条件の絡む倫理的なアポリアが絶えず付き纏ってくる。ただし肝腎なことは、あらゆるものの判断基準となるものは、あくまでも患者の心身と人権であること、それゆえに医療者も被医療者も、はてしなき「医の問題」の解明と、一社会的実存者としての生きざまが問われることになるであろう。

身体の空性という点では、たとえば「死への先駆」的存在としては、本質的には医療者も被医療者も根本的な相異はない。しかし社会的実存ということになれば、前述したように両者の実存に基本的な差異が発生する。前者が施す側の医療倫理に重心が置かれるのに対し、後者は、権利の行使者としてのスタンスが問われる。被医療者としての患者の権利には、同意と説明を受ける権利、情報開示要求の権利、平等で、「最高」の医療技術を享受できる権利、さらには医療拒否や医療者選択の自由などの権利を並べることができる。いうまでもなくそこでは、一方的な権利の要求だけではなく、社会的な「公」における自律的な節度や学習が要請される。しかし何よりも、病からの解放が、医療を受ける側の「わたし」にとって究極の目的であり課題であること。それゆえの正確で適正な医療技術の享受と、そのための明確な「説明と同意」の保証にたいする権利について、その不確実性ゆえに自覚しなければならない。

医療の原点は「手当ての医療」[10]にあるという自覚は、医学的な認識というよりも、いかなる時代もかくあるべき、という倫理的な要請に基づいている。すでに幻想のたんなるイメージの世界となっていたとしても、医療者と被医療者の関係は、相互的であり、水平的でなければならない。両者の間には、立場上の壁があっても、固定した境界があってはならない。不可避の組織医療のなかにあればこそなおのこと、この医療の原型たるいわゆるプライマリーケアの「態勢」および観点を見失ってはならないであろう。現代の組織的科学医療における不可避のネガティブな要求、すなわち物化、実験性、商品性、権威性など、そこで派生する医原病や疎外意識を埋め合わせるために、あるいは隠蔽するために、大きな宗教的な愛で包むごとき、医療の空間をことさら聖域化してはならない。なぜならば、聖性、献身、救済、奉仕などと、そこで発生する脱‐身体的、宗教的言説は、制度的な矛盾をベールで覆うことで、原医療における相互的で水平的な関係意識をなお一層歪め、むしろ医療者と被医療者の垣根を高くし、医療の現場を権威、傲慢、卑屈の巣窟と化すからである。

医療者にとって大切なことは、「諸事実」にたいする隠蔽やごまかしを減殺する、オープンで真摯な態度および率直な誠意であることはいうまでもない。この所以は、とりわけ臨床において医療者と被医療者を包み込む共有の実存的基盤が極限的かつ密室的である点に存する。被医療者の不安や恐怖心には、自らの身体の死や不随に対するだけではなく、実は途方もない疾病の一覧、冷徹な医療装置一式、および権威的か事務的か、あるいはともすればがさつな専門家群の控える、現代組織医療に対する得体の知れない感覚が大きな位置を占めている。このような患者の実存的、心的な状況にいかに敏感であることができるか。そこにはたんなる同情や救済の感覚ではない、自らもまた同様の実存状況をいかにどの程度引き受けられるかにかかっている。両者の「実存的な交通」の困難性が明白であるとしても、その近接的な努力を抜きにしては、響存的共生関係がベールに覆われてしまうことはもとより、医療関係の成立基盤さえ危うくしてしまうであろう。

なお、「実存的な交通」を可能にする環境の形成は、医療者が患者の不安や恐怖心を低減させるための「もてなし」、すなわちそのための配慮と方策にかかってくるが、先ずは、臨床の日常意識が、良好なコミュニケーションを維持するための社会的認識に転ずる地平において、科学的組織医療に伴う、あるいは資本主義的な効率性に由来する「諸事実」の、その「医療化」の抱える負性にたいする深い自覚と適正な説明が要請されねばならないであろう。

医療の現場にあって、現代社会における契約とその履行および享受が滞りなく遂行されねばならない公的および暗黙の関係倫理のもとに、「医の精神」を見失うことなく、お互いが垣根を低くしながら信頼を寄せることができる、そのような実存的かつ民主的な交わりが求められているならば、そのための抵抗と改革の精神もまた尊重されねばならない。日々新たなる医学・医療の素描は、大学や学会などアカデミックな文献学的な世界ではなく、日々お互いが関わり合う医療の現場を中心に遂行されなければならない。何よりもそこは、医療の矛盾が集中し、「わたし」の社会的実存が、および身体の空性が問われる場であり、また「手当ての医療」や相互的および水平的な医療の期待され要求される、まさに生成と力の攻防する場でもあるからである。

……とはいえ、一体、科学と国家および資本の論理の貫徹する、アカデミックでジャーナリスティクな層によって囲い込まれ、「法人」なる特権を賦与された施設の内部で、さらにまたいまだに権威ある「顔」や「肩書き」の横行する封建的な慣習の残存する医療の現場において、なおも「ルサンチマン」なる言葉の武器で押さえ込もうとする保守的戦略を乗り越えていく、いかなる対抗が可能であるといえようか。問題は、しかし何よりも結局は倫理をいかに了解するかにかかってくる。医療の倫理が、診察室のなかでの宗教的および道徳的な行為の問題としてのみ狭隘化されるならば、硬直化した医療組織に対するいかなる批判的思考をも稀薄化させ、あるいは停頓させ、「対抗意思」はせめて自ら辻褄を合わせる妥協を前提にしたものとなるであろう。

3　生成と力の攻防

現代の医療社会において、グローバル化しドミナント化したヨーロッパ医科学医療とその周辺に散在する医療との競合が、また権威と功利に埋没しつつある医療および医学教育における選別や「打算」が、医療者と被医療者の関係を混沌たる歪みの中に落とし込んでいる。医療が管理資本主義の巨大な市場となり、産業の不可欠の国家的機能および組織となればなるほど、被医療者（患者）および医療者の疎外が蔓延し、冷たい機械的・事務的な医療、医療事故、医療収賄・汚職、薬害、パワーハラスメント、医療格差、医療難民などの象徴する医療のネガティブな作用や産物（医原病）が社会に及ぼす反作用的あるいは麻痺的な影響は抜き差しならぬものとなってくる。

日本の医療制度およびその内容については、この三、四十年ほどの医科学技術の発達とその反省の深まりとともに、いくらか民主的な進展が見られた。しかし、そのような「進歩」も、医療に纏わりつく営利と官僚の、すなわち資本と国家の相補的な攻勢の前で、絶えず足踏み、常に「修正」を余儀なくされてきた。厚い黒い布で覆い隠されざるをえない現代日本の医療社会。そこでは、厚生（労働）省官僚と日本医師会によって、それぞれが権力と利潤の拡大を目指し[11]、お互いがいがみ合いながら、明治以来現代に至るも、実質的には両者の、社会的、政治的権限の拡大を促し、お互いが「自由権」あるいは「環境権」を主張しつつ、実質的には硬直した縦割りの医療制度を保守し、改革はそのような経緯のなかでのみその名に値してきた。そして今もなお、存在論的かつ構造論的な問題に立ち入ることなく、医療論議は、保険医療制度の不可避の現実において、低いコストでいかに実のある医療を目指すのかという効率性（低医療費政策）をめぐる攻防に焦点が据えられている。しかし、真に実のある医療を遂行していこうとするならば、「コスト」問題を前提にした議論以前に、先ずは、「実のある医療」とは一体どのような医療なのかについて議論を深める必要があろう。

確かに、「相互扶助」と「科学医学」という幻想に支えられた現代保険組織医療のなかでは、良い医療とは、おおむね質の高い医療というよりもむしろ効率のよい医療という意味合いを持って語られがちになる。しかし効率性とは、合理的で実利を重んじる技術的手法に依存しており、科学性が重要なメルクマールとはなるが、医療の本質からははるか縁遠い概念に根ざしている。それでも、せめてネガティブなファクターの緩和および除去により、資本主義的な営利性や科学主義的唯物性に対する、可能な限りの相対化および一定の「距離」が確保されるならば、いくらかは実のある医療も行使されうるであろう。ただ、そこでは、すなわち全面的に現代の医学教育から医療施設運営に至るまで、いずれの場面においてもネガティブな質の低下の元凶になっている不名誉な医療の、また自らが不可避の側面を口実にしつつ被医療者（患者）を物化していくという即物性や功利性からの漸次撤退を促す、まさに根源的疎外のプロセスに対する医療者自身の基本姿勢が問われることになる。

医療の「本質」を揺るがす、医療化に伴うさまざまな負の問題に対抗するためには、傍観的な権威ある者たちの溜息に共感するだけで、あるいはまた現前の倫理・道徳および司法的論議だけでお茶を濁してはならない。というのも、現実の医療問題は、社会自体のはらむ魔性および矛盾に根ざしており、資本や国家および医科学の論理に対抗する明確な視座およびグローバルな観点がなければ、根本的な解決をめざす道筋が開かれないからである。したがって、想定される社会的展望および対抗する力のプロセスは、歴史的および実存的な反省に根ざした「運動」の理念、たとえば社会的身体性および諸身体の多様性によって構成された脱・国境的な「マルチチュード」[12]や人民主権に根ざしたリベラルな「運動」[13]の、ソフトからハードなレベルまで、あらゆる層（相）の多様な社会的運動の相補性および協力性に焦点を据えることができるであろう。しかし、肝心なことは、そのような多様な運動が現実的に功を奏していくためには、イデオロギーを越えた相互に協力可能な理念の「視座」を担保しておかなければならない。その理念たるや、究極の「医の哲学」の象徴する、いのちの共鳴の可能な関係の構築にあるならば、その実現の歩みは、それぞれの社会的拠点すなわち内外・上下・縦横からの再編および改革を認め合う脱‐国家・資本の論理のプラクティスとして位置づけられるであろう[14]。

直接生命に関わる医療においてこそ、むしろグローバルな論理が際立って矛盾として現れるという点からは、それぞれの職域や地位に課せられた「当事者」の社会的実存としての自覚および「生き方」が問われる。医療改革および再編のシナリオ作成において、当面するいわゆる医療の諸問題に、同様のグローバルな観点および理念を背景にした運動をいかにとり入れることができるか、そこに最大のポイントがかかってくる。なお今、そのポイントを踏まえ、いくつかの枢軸となるプラクシスおよび運動を取り上げるとしたら、さしずめ被医療者をコアとした医療の質の点検、医療者間の同心円的再編、医療組織間の横断的なネットワークの創出、専門家支配医療の緩和および解除、持続的な「無償」化運動[15]となるであろうか。課題は、しかしながら、そのような個別の運動などが連携し合い、資本や国家の鏡に曇らされることない、柔軟かつ幅広い運動に止揚していけるかどうか、にかかっている。

現代社会の組織的な医療空間を構成する主要な要素は、何よりも人間すなわち患者と医療専門家たち、そしてその両者の出会う限局された場としての機関や病院、施設、さらには両者の関係や組織の体制を社会的かつ法的に規制するさまざまな制度である。いかなる「運動」も、この全体的な医療空間における内実を論の射程に入れないならば自己撞着的な結果を招くであろう。たとえば、同心円的な再編に関して、チーム医療が構成されなければならない、という提言や取り組みは有意義ではあるが、そのような試みも、現実の医療制度すなわち保険診療体制や資格制度の枠組みの中では、多くは話し合いの場を設ける程度に終始してしまわざるを得ない限界を認識しておかなければならない。

全体的な制度や機構が見直されることのないままの、その場しのぎの資格の補充や手持ちのコマの寄せ集めだけでは、むしろ根本的な再編への歩みを鈍らせてしまうかもしれない。医学の分散化および専門分化が進むなか、医療者間のお互いの軋轢が増し連携が稀薄化する、そのような現代組織医療の狭間にあって、被医療者の身体はますます分断化され即物化され、自らの自律および判断能力の弱体化を余儀なくされている。たらい回しされる被医療者の選択や判断に関わる負担が増すと同時に、多くの「医療行為[16]」を請け負わざるを得ない医療者にも、ますます大きな負担がかかってきている。もはや、このような制度に根本的に手を触れることのない、単なるチーム化および総合化というだけでは立ち行かなくなっているのではないだろうか。

肝心なことは、とりわけ医療する側の問題に対して、グローバルな観点からいかに大鉈を振るうか、そのための医療組織のラジカルな「再編」を促すことができるかどうか、である。この可能性は、先ずは医療化の内部に分け入り、知や技術の占有をいかに「脱構築」するか、にかかってくるであろう。意味するところは、二点ある。一つは、制度上の問題であり、もう一点は知や技術自体に関する問題である。先ずは前者の問題について考察しよう。

医療の組織化や医療技術の急速な高度化および専門分化とともに、すでに専門的知や技術の分野では「医師」以上に能力を有する「医師」以外の医療スタッフが生成しており、医者イコール「医師」という官製由来の常識的な感覚の通用する時代は、少なくとも三十年前頃に終わりを告げていた。パラ・メディカルスタッフからコ・メディカルスタッフという呼称の変遷や医療行為の分担化は、そのような状況を反映している。だが医療の現場は、おおむね民主的な協働関係とはかけ離れ、今もなお、とりわけ日本社会において「医師」が医学の師であるという幻想を背景に「医師」の特権や権威が保守され、残存する封建的関係意識のなか、「違法」の後ろめたさと不公平な賃金を覚悟で「医療行為」に関わる、そんなすぐれたその他の多くの医療スタッフによって担われている。

問題は、たとえば医師の不足や過重労働に集約されるのではなく、実は「医療行為」を医師に名目「独占」させている、まさに現実にそぐわない形骸化しつつある医療法にある、ということ。医療者としての自覚に即した同心円（球）的な医療再編のためには、高度な組織医療の不可避となった現在、チーム医療の概念をさらに徹底する意味でも、不具合な「独占」や「占有」の資格制度を見直し[17]、医療者間の法的関連性について大胆に洗いなおす段階にきているのではないか。また魂の安らぐ民主的な関係を創出していくためにも、医療現場での封建的慣習や意識にたいするラジカルな改変が求められている。

同様の民主化は、いうまでもなく医療者と被医療者の関係においても求められる。法的には、何よりも先ず患者の人権および権利を十全に保障した、他方医療する側への過度の勧善懲悪スタイルの法制化および司法の介入に対しては、医療技術の不確実性および人間なるゆえの医療者の不可避的な限界性をも踏まえた、両者間の適正な関係の構築が望まれる。[18]なおまたそこでは、そのような患者と医療スタッフの関係の民主的な同心円(球)を間接的に支える、その他の特に医療教育制度の再編をも射程にとらえておかなければならないであろう。[19]

医療教育の改革において最大の前提および焦点となるのは、知や技術の内容にかかわる、すなわち後者の問題である。この問題に関し、これまでの論考から当面課題の軸となるのは、「医の哲学の世界史」をベースにした、新しい医療および医学のかたちをいかに学問的に形成していくかにある。新たなる構想の内容や輪郭については折に付し触れてきたが、とりわけ現代の専門化された組織医療の再編を目指す過程においては、医療と医学がお互いに自らにふさわしいかたちを要請し合うという、両者の友好にして密接な関係が、つねにグローバルな教育的観点から、いかなるア・プリオリな医学や医術の特権性をも排除するなかで、質的な評価基準に基づき取り結ばれなければならない。

日本の医学教育制度は、自体のはらむ格差的歪みや矛盾もさることながら、何よりも大学医学部・大学病院における医局講座制が、医学教育全体の反動性や閉鎖性を助長し、医療機関内部の、また各機関・施設間の横のつながりを遮断および疎外してきた。もちろん最近になって反省の兆しも見え、医学部の広汎な再編や医を根本的・多面的に問う学問の導入など、さらには医療の現場を中心としたホリスティックな医学の試み、たとえば西洋医学と東洋医学の統合[20]や、「グループ・プラクティス」など、身体の系に基づき細分化された西洋専門医科学間の横断的協同も見られるようになった。しかしそれは、いまだ序の口にあり、生体医学を軸にした同心円的医学・医療についてのラジカルにしてグローバルな洞察および検証が乏しいため、大きな知的および物理的な力となるまでには至っていない。

究極には、一連の「脱構築」の営為をいかに「改編」に繋がる過程として道筋をつけていくか、にかかってくる。そこでクローズアップされてくるのが、諸種の運動を医療の社会化と脱医療化という両者の止揚プロセス[21]として集約する過程、すなわち社会的実存に裏づけられた民主主義「精神」と個的魂の内在的な覚醒を哲学的基盤にもつ空的還元過程である。この過程の呼称や概念の効力についていては、あえて問うほどの意味ももたないが、それ自体のもつ、「世界史の哲学」に応える現実的な反省力の深さという点では、また「犠牲者」追悼のそのつどの代償にするだけの消極的な態勢を越える、積極性を有するという点でも、医療における生成と力の攻防の、ポジティブな成果を促す有力候補および現代医療論の「最前線」となりうるのではないか、と思われる。

肝心なことは、しかし何よりもリアルな運動論の措定にこそある。グローバルにして多様な運動の可能性や展望については、すでにさまざまの観点から意見を述べてきた。空的還元過程に沿った医療の社会化と脱医療化、すなわち二様の「傾性」プロセス論は、そのようなこれまでの意見や所論を可視的なプラクシス面に投影させ、一層明瞭な運動論として提示することができるのではないだろうか。たとえば、医療の社会化は、先ず医療間の、さらには医療施設間のまた医療と教育の機関間の、開放的かつ民主的な関係の構築およびそのための横断的な連携およびネットワーク形成というプラクシス面に、保険制度の改革から彼岸（悲願）でもある生存権の究極にかなう「無償」化を目指すリベラルからラジカルな幅広い政治的運動論を投影させ、他方脱医療化は、医療の専門分化、権威化および機械化の論理に対抗するプラクシス面に、同心円的な医療行為の関係の構築[22]とともに、医療者と被医療者の垣根を低くし、前者から後者への医学・医療情報および医療器具や技術の提供を推進し、専門家支配の医療を解除し自律化（現代版・手当ての医療）を目指す運動論を投影させうるであろう。このような「整理」にはそれほど確かな裏づけがあるわけではないが、それぞれのプラクシスの面に投影された運動論において一貫したモチーフが刻印されることで、挫折が絶望や容易な妥協に追い込まれることはないことだけは確かだ。

ところで医科学を軽視しては成り立たない現代医療の現場において、科学的な「正確性」は、評価基準の最大審級とならざるを得ない。しかし、それは、あくまでも身体の瞬間的凍結や切断によって、および個人的、環境的差異を稀薄化することによってのみ可能な測定および判断の枠内でしかない。異常値から境界値さらに参照値などへの、測定値の臨床的評価の意義ある推移は、「偏差」という概念自体の限界を物語っている。このことは、測定に関わることのみに言えることではない。それは、たとえば、現在焦眉の課題ともなっている死の判定をめぐるケースにも関わってくる。

現代社会において、おおよそ「人の死」とは、生物学的な「全細胞死」（完全硬直）を究極のゼロ点としてそれまでのプロセス（死化過程 mortalization）における一定の過度的な段階（たとえばいわゆる心臓死や脳死といった）をもって、社会的に合意づけられた、人間的な種々の思惑や恣意の「創作物」にすぎない。しかるに人間としての死は、ある一定の時間性と社会性をはらんではいるが、本質的にはそのような偏差の構図に収まることの不可能な、生死の空性および曖昧性においてであり、私たちは、決して両者の境界に明確な線を引くことはできない。たとえ一定の「国民的合意」が、時代の「人間的な死」の判定を要請したとしても、この基本的な認識を了解しておかねばならない。

というのも「国民的合意」による死の判定とは、この時代おおむね不可視の体制的な圧力（究極には資本や国家や科学の協賛の論理に由来するような圧力）が、現前の偏った他性への思い入れを取り込んで設定されるという、そのような強引な恣意性に基づかざるをえないからである（脳死イコール人の死という議定はまさにその端的な現れである)。せめて、そこに、いやおそらくはいかなるときでも西洋医科学の方法を越えた「総合的な判断」や「適正な曖昧性」が要請される態勢が同等に問われるべきであったが、現実にはそのような攻勢をかけるほどの医の哲学や医学の土壌が豊かに醸成されていなかったと言うべきであろう。とはいえ、しかしそれでも彼岸の「理想」に導く扉を常に開けておくことを躊躇してはいけないのである。

ただ、繰り返すが、社会的実存を自覚する者にとっての最大の思想的障壁は、皮肉にも安易な理想を追う共生論が特権的なテクストとなるとき発生する。共生を疎外する隠然たる空間を問わずして、現実の共同の皮相的なかたちを、共鳴し合う実存的な生の本質のアリバイとするような、またその裏返しでもある他者の存在を無化する自律や自己決定権のみに拘泥するような、そのようなアカデミックでロマンチックな論議が最も厄介なのだ。もはやそこでは、「よもや」のテクストは窒息せざるをえない。

覚醒する魂の新生は、安易な「共鳴」や「自律」を越えた、徹底した無への意志を介する空的還元の過程において、すなわち「唯物的空」の「啓示」されるその両義性において、はじめて現実のものとなるのではないか。繰り返し、そこでの基本的条件は、何よりも現代組織医療が近・現代の医療空間を共有しているということ以上に、グローバルに現代の科学主義および国家資本主義的な空間が医療の現場を歪めているという、それゆえにそこに生成する支配とプロテストの攻防は不可避とならざるをえないという、社会実存的な認識においてである。

第五章の要点

一．組織医療の現場では、身体の空性は、医療する側および医療を受ける側の、二様の実存的体験の中で、多種多彩な姿を顕現する。

二．医療者が臨床の場にあるということは、他者の苦しみにたいする可傷性、受動性、受容性および強迫性があるということ、そして自らの選択は、使命（職業的な意味）と責任（それに応える）の倫理を伴う。実存的な共苦と社会的な職業、そこには無償的なホスピタリティと有償的な権利や義務を伴った社会実存的な倫理が介在し、自然法的覚醒が要請される。

三．医療者の社会的な実存としての自覚とは、自らの医療という公的な位置の倫理的確認であり、同時にそのような「公」が治癒と実験の両義性をはらんでいるかぎり、したがって内的には共感と好奇心という矛盾する情動の交錯する、そのような不可避性にたいする自覚を意味する。

四．被医療者の実存は内的であり、あらゆる関心は自らの心身の悩みや苦痛を中心に組織される。限界状況からの救済が一義的な願望となるだけに、医療者に対する多様な情動が芽生えるが、社会的実存ということでは、権利の行使者としてのスタンスが問われる。

五．医療の原点は「手当ての医療」にあるという認識は、倫理的な要請に基づいている。すでに幻想のたんなるイメージの世界となっていたとしても、医療者と被医療者の関係は、相互的であり、水平的で、固定した境界があってはならない。組織医療のなかにあればこそなおのこと、この医療の原型たるいわゆるプライマリーケアの「態勢」および観点を見失ってはならない。

六. 新しい医学・医療の素描は、医療の矛盾が集中し、「わたし」の社会的実存が、および身体の空性が問われる、日々お互いが関わり合う医療の場を介して遂行されなければならない。そこは、手当ての医療や相互的および水平的な医療の期待され要求される、まさに生成と力の攻防する場でもある。

七. 現代の医療社会において、グローバル化しドミナント化したヨーロッパ医科学医療とその周辺に散在する医療との競合が、また資本主義的功利性に埋没した医療および医学教育における選別や打算が、医療者と被医療者の関係を混沌たる歪みの中に落とし込んでいる。

八. 現代医療の魔性および矛盾が、医療の本質を揺るがしている。その克服への可能な展望は、被医療者を中核とした同心円的再編、横断的なネットワークの創出、専門家支配医療の緩和および解除、「無償」化運動の持続など、相互の幅広い連動を要請する。

九. 同心円的および求心的な医療再編のためには、高度な組織医療の不可避となった現在、チーム医療の概念をさらに徹底する意味でも、資格制度の改変を含めて、医療行為を一部の特権集団だけに独占させている有名無実化しつつある諸制度を変えていく必要がある。

一〇．医療の社会化と脱医療化という両者の止揚プロセス（空的還元過程）において、彼岸（悲願）でもある生存権の要、すなわち医療の全面的な無償化を目指す運動と、被医療者と医療者の垣根を低くし、さらには後者から前者への医学・医療情報および医療器具や技術の提供を推進し、自律化（現代版・手当ての医療化）を促す運動とのタッグが枢軸をなす。

一一．覚醒する魂の新生は、安易な「共鳴」や「自律」を越えた、徹底した無化作用および無への意志を介して生成し、「唯物的空」の「啓示」されるその両義性において、はじめて現実のものとなる。

【注】

(1) この辺りの了解は、鷲田清一『「聴く」ことの力』の、特に三、四、七、八章を参照。
(2) 花崎皋平『生きる場の哲学』（岩波新書、一九八七）一九六〜八頁参照。著者はそのなかで、共感—共鳴という遍歴から、鈴木亨の「響存」の哲学を紹介しながら、響き合う「他者との精神的な共同性」の重要性について述べている。
(3) 得永幸子『「病い」の存在論』（地湧社、一九八四）一八七頁参照。
(4)『医療的認識論の探求』中川米造（医療図書出版社、一九七六）一四八頁参照。
(5)『全体性と無限（上）』（熊野純彦訳、岩波文庫、二〇〇五）三三四〜五頁参照。
(6) 右同、三六八〜九頁参照。

(7) 右同、三七二頁参照。
(8) この辺りの了解は、鷲田清一『「聴く」ことの力』の、特に五、八章を参照。
(9) 「自然法的覚醒とは、類的覚醒(ストア学派に見る東洋的な覚醒〔アパティア〕、キリスト教的覚醒からルソーの人民主権の思想、さらにはホッブスやマルクスに至る唯物的了解に脈流する覚醒)に由来し、自然法と契約説、また自然法と自然権の関係性において、究極には平等、平和、自由という自然法に準拠していく社会的内実性を意味している。詳しくは、拙著『新・世界史の哲学』(近代文藝社、一九九六)の第二部一章を参照。なお、デリダは、レヴィナスによるア・プリオリで無限定な「召喚性」「可傷性」「受動性」「責任性」および「他者性」といった倫理的な概念に対して、そのような「倫理学の倫理学」は法の彼方にあるものではなく、諸法の「法」、すなわち「それは一貫性に逆らって論議の一貫性を断つ一貫性であり、概念に逆らう論議のなかに秘められた、限界を定めることのできない概念なのである」とみなしている(『エクリチュールと差異(上)』若桑他訳、法政大学出版局、一九八四)二一四頁参照。
(10) 中川米造の医療論および医学・医療概念の原点でもあった。
(11) 戦後日本の医療政策は、自由裁量権および所得の拡大を主張する医師会と、官僚主導の公衆衛生中心の医療計画を推進しようとする厚生(労働)省とのせめぎ合いの中でのみ推進され、決定されてきた。この閉鎖的なシステムの中、議題は、つねにコストの抑制と科学主義的、経営主義的な効率の問題が中心となり、総体的根本的な医学医療問題はなおざりにされてきた(池上直己、J・C・キャンベル『日本の医療』中公新書、一九九六)参照。
(12) アントニオ・ネグリの思想のコアをなす概念である。彼は、マルチチュードとは、非物質的知的労働の能力を持ち、自由の巨大な力を持った、すでに混合された特異性の多様性(多数性)である(『帝国をめぐる5つの講義』小原・吉澤訳、青土社、二〇〇四、四〇頁参照）とみなしている。無政府的、楽観的な観測とスピノザ哲学にたいする若干の付会（唯物的身体論やマルチチュードに関して）や過大評価（絶対民主主義などに関して）には問題があるが、ラジカルな民主主義を展望している点で、意義ある観点と思われる。

（13）「絶対民主主義」でもある限りで、リベラル民主主義の伝統をも含むような、いわゆるマルチチュードの概念を通じて求められている射程ともいえる。その点では、国民国家の内部における、リベラル派の改良型政治を擁護するローティのポリティクスを、その脱構築を通して取り込むことも可能となるであろう。ちなみに、この度の日米における両民主党の躍進は、挫折と妥協の軌跡を辿る、典型的な改良型政治として、果たして「上」からのいくらかは保守的反動的な局面に対する対抗軸となりうるであろうか。

（14）「国連」を視座に含めた上下縦横の対抗軸の必要性については、前記『新・世界史の哲学』の第二部一一七〜二〇一頁、および『世界共和国へ』（柄谷行人、岩波新書、二〇〇六）第Ⅳ部二〇四〜二二五頁を参照。なお、ここでそれぞれの局面について具体的に述べるならば、たとえば「上」は国連や政府厚労省による政治や政策、「下」は労働者、無産者および消費者による組織的な運動、「縦」は職制再編活動、「横」は学会や地域諸活動などを含めた各施設、機関、組織間の連携、また「内」と「外」という局面でとらえるならば、それぞれが医療者側と被医療者（患者や被害者）側の改革や運動などが、いずれも相互の生成と力の攻防および連帯の関係として想定されるであろう。ただ、「上」「縦」「内」がポジティブな対抗軸を示しうるのは、空的還元過程の基本軸でもある「下」「横」「外」の機能や態勢および自然法的覚醒を刻印するかぎりであることを留意すべきである。なお、脱-国家・資本の論理に沿った「主体」的な運動については、『新・世界史の哲学』第二部の第四章に詳述してある。

ちなみに「脱」には、グローバル・コントロールの意味を伴う。

(15)「無償」とは、ここでは「見返りを求めない」というプロセスの純粋性と、「医療費の無料化」という目的性の両方の意味が含まれている。したがって「無償」運動とは、端的に医療の内部における利害や疎外の関係を排除する、医療の原点に限りなく接近していく運動を意味する。そもそも医療とは、共生意識の確認を前提にした公的な営為であり、したがって、本質的には医療者と被医療者(患者)の間にはいささかの利害も入り込むべきではない。それゆえに、かつてヒポクラテスの示した差別なき診療のかたちは、差別を前提にせざるを得ない現実にあってさえ、医療倫理の原点になる。

(16) 医療法によれば、「医行為」とは、「人の疾病の診察又は治療、予防を目的とする行為」を言い、狭義には「医師の医学的判断及び技術をもってしなければ人体に危害を及ぼす行為」を言う。なお「医師法」(第四章第一七条)では、「医師でなければ医業を行ってはならない」と定められているが、その他の医療職種の法律では、医療行為の一部を診療補助として、医師の「指導監督」「指示」および「同意」の下で認められている。このようなその場しのぎの、ある意味時代遅れの、矛盾する偏倚法体系の下で、現代の日々の組織医療は、医学技術の専門分化・細分化に伴う、医師のオールマイティとしての知識や技術の低下を尻目に、看護師による点滴注射や検査技師による超音波検査診断など、法的枠内を越えた、その他の医療スタッフによる先取的な医行為によって支えられている。また、米国中心にたとえば実践看護師 nurse practitioner や医師助手 Physician Assistant などの資格が要請されているように(「臨床工学技士　高まる役割」〔朝日新聞、二〇〇八・一二・二八、一三版〕、および日野原重明「医のサイエンスとアート」〔『医の原点』金原出版、二〇〇二〕一五頁参照)、また放射線技師や理学・作業療法士、救急救命士や東洋医学技術者たちによる、予防、予備、診断、治療の全般にわたる医行為が不可避的に評価されるようになっているように、もはや医師法における医行為や医業の解釈や概念には説得力ある法的根拠はなくなっている。したがって、医療法における業務制限や資格制度が、一定の医療水準の確保および医療事故などの予防措置としての効果よりも、むしろ医療水準の低下を招く、医療推進の桎梏とさえなりつつあることを弁えなければならない。とはいえ、残念なことだが、とりわけ特権的および閉鎖的な行政や医師集団によって支配されている日本の医療界では、このような理解は概ね封殺されざるをえない。

(17) 医療の資格制度のそもそもの趣旨および目的は、医療サービスを担う、サービス提供者の専門性の要求される基本的能力（知識や技術）のラインを設定し、ライン以下の能力の者を排除するためにある。医師資格は、そのような排他性なる「特典」の下で誕生したのである。しかし、医科学技術の発達や医学体系の多様化、拡大化および細分化に伴い、医師の医行為の占有を法的に確保しつつ、その部分的代替および補助という名目で、法的な「特例」の下、その他の医療職資格の増加を余儀なくされてきた。

　問題は、法的には伝統の文言を踏襲しつつ、高度化された組織医療において、そのような名目や文言を有名無実化するほどに、現代の医療・医学はますます多くの独立した専門職によって担われざるをえなくなってきている点にある。そこでは、不具合な「占有」や「制限」が、概ね医師を頂点とする権威的なヒエラルキーを引きずったままに、医療職種間の隔壁を高め、格差を蔓延させ、コミュニケーションに支障をきたす、ゆえに患者ケアが共有できないなどといった、ジレンマを引き起こしている。

「医療行為」の分担化が不可避となっている現代の医療の現場に即するならば、また法的な矛盾を克服するためにも、そして何よりも患者中心の民主的かつ同心円（球）的なチームワークを形成するためにも、医療者間の断絶（隔壁）・格差を減殺する、また「理論知」と「経験知」のいずれも同等に重視する、大胆な臨床資格制度（およびそれに伴う教育制度）の変革が必要となるであろう。ちなみに著者は、荒削りではあるが、その一つのラジカルな案として、柔軟かつ幅広い専門性の伴った医士―準医士制度（＊左記）を構想している。

＊

Ⅰ．資格内容

①医士

・医行為の最高責任者

・救急患者の高度な対応能力を有する者

・高度の総合的かつ専門的診療の能力を有する者

・準医士を経験し、医士資格試験（各専門にも対応した試験）に合格した者

・医士資格試験受験の要件として、トータルで教育年限六年、臨床経験四年を必要とする。

・臨床から三年以上離れた、また重大な医療ミスを犯した医士は、準医士以下へ降格となる。ただし、たとえば臨床復帰一年後には、無試験で医士に復帰できる。

②準医士

・医士の指示、依頼、同意により、分担された専門的な医行為のできる者

・救急患者の基本的な対応能力を有する者

・専門外の診療能力は必ずしも必要とはしないが、自らの専門分野においては、高度の能力を有し、全面的な責任を負える者。なお、専門分野は、各診療科目（内科、外科、小児科、泌尿器科……）の他に、看護、検査、薬剤、リハビリ、医療工学、東洋医療など、多岐にわたる。

・準医士資格試験（各専門にも対応した試験）に合格した者。ただし六年間の医士養成機関を卒業し

た者は試験が免除される。
・準医士資格試験受験の要件として、教育と臨床経験を含めてトータルで六年の年限を必要とする。ただし、教育年限は三年以上なければならない。
・準医士養成コース卒業後資格試験に合格する間は、それぞれが専門の医士助手として任務につき、経験知を得ることができる。
・臨床から三年以上離れた、また重大な医療ミスを犯した準医士は、医士助手へ降格となる。ただし、たとえば臨床復帰一年後には、無試験で準医士に復帰できる。

Ⅱ．諸規定・補足、他。

・法に定められた医行為は、医士および準医士以外に認められない。
・医士と準医士間でカルテが共有されねばならない。
・医士・準医士に対する教育については、すべての機関・施設において、同等の高質の内容と、特に準医士から医士になるための個別の臨機応変なシステム（編入、夜間、通信など）が保障されなければならない。
・医学部は、医士養成コースと準医士養成コースを設けなければならない。
・いずれの試験内容も、医療・医学の理論と臨床、総合性と専門性が重視された適正なものでなければならない。
・現場の職制は、常に民主的に編成されなければならない。

（18）医療する側の、一連のいわゆる医療事故に関して、小松秀樹は、故意犯などに対しては、医事刑法作成の上刑事訴追を、また過失の場合は、行政処分制度とスウェーデンの無過失補償制度を適用することが望ましい、と述べている（『医療の限界』〔新潮社、二〇〇七〕二〇二～四頁参照）。両者の判別には相応の困難性を伴うが、概ね正当な主張と思われる。

(19) この点に関しては、たとえば大阪大学が、医療者の教育構成や内容に関して、医療者と被医療者の関係を踏まえ、そのような求心的および層状的な観点から、日本の医学教育再編の先導的な役割を果たしてきたことは、評価に値する。しかし、時代の要請は、今なお、「財力」と「偏差値受験システム」に依存する教育体制の打破とともに、さらにその先のラジカルな変革に及ぶものと認識すべきである(注17の捕足および前提)。

(20) この点については、東洋医学の保険制度への取り込みや心身医学の医科学への導入が目を引く。とりわけ後者の試みは、ストレスの高まる現代社会にあって「心療内科」という看板のもとすでに臨床医学の一角を形成するまでになっていることから、その「成果」は証明済みと言えるであろう。しかし、それは、当初よりネガティヴな面を併せ持っていた。すなわち病いが社会的桎梏や矛盾の反映であるという事実を隠蔽する、およびそのことにプロテストする態勢を削ぎ落とすことによりストレスを解除させることが治癒であるという側面。そもそも心療内科は、池見酉次郎の個人的かつ内面的および宗教的な体験や共感に端を発しており、当初よりそのような社会的な自覚が欠落した地平において形成されている点に留意すべきである(『セルフ・コントロールの医学』〔日本放送出版協会、一九八四〕参照)。

(21)「医療の社会化」について、川上武は、日本では医療費支払い機構のみの社会化に焦点がおかれ、医療制度や医学教育および医療薬品・医療産業の社会化は、放置されてきた、と指摘した(『医療と福祉』勁草書房、四〇~二、二一二~三頁参照)。しかし、そこでは、「医療の社会化」イコール「医療経営の国営化および公営化」「国民主体の医療」「医療のシステム化」という程度の認識が中心になっており、脱・国家・資本・科学の論理的・イデオロギー的視座が不透明であった(『医療と医学の思想』れんが書房新社、一七八～九頁参照)。それゆえに医療の社会化論は医療化批判論すなわち「脱医療化」論のドミナント化に後退を余儀なくされることになった。筆者は、このような経緯を踏まえ、両者の止揚を空的還元過程に引きつけ唱えるようになったが、運動のプロセスとしては、いうまでもなく身体の空性の内部よりも外部、瞬時よりも延長、覚醒よりも解釈に重心がかかるであろう。

(22) 同心円(球)的医療行為の構築という点では、資格制度の見直しと同時に、国家資格の国際化、ならびに「医師」の過大な権限(心身を鑑別・認定する医の裁判官としての)の見直しが求められる。

終　章

最後に、本書を通し要旨を今一度整理し、後に結語として著者の見解を付記することにしたい。

先ずは主題に沿って、六点に要約しよう。

一．世界史の医の哲学において、いずれも宗教的直観と自然哲学が契機およびベースとなり、類似の医学のオリジナルなかたち、すなわち元素（臓器および液体）と生成変化（健康と病気）と生命力（ドーシャ、気、自然治癒力）と、さらに生命力回復を軸にした治療法なる、医学の基本的なかたちが形成された。

二．東洋の気やドーシャが積極的に生命の動向に関わるのにたいして、ヒポクラテスのいう自然治癒力は、内在的な生命力および生命エネルギーではあったが、実体なき消極的な、自然生物的なものであった。

三．ピタゴラスの輪廻説および数学的真理探究法―ソラテスの三段論法的問答法（産婆術）―プラトンのイデアによるディアレクティケー論―アリストテレスによる生気論なる、まさにヨーロッパ形而上学の系譜から、生命を段階づけてまなざす医の哲学が誕生した。

四．古代ヨーロッパ社会において、段階づけられた医の哲学および生命論に基づき、解剖生理学的知見が「創作」された。

五．ルネッサンスを契機にヨーロッパ社会に人間を中心にした実証主義的、合理主義的および経験主義的な思潮が芽生え、科学的な解剖生理学や臨床医科学が誕生した。

六．現代の医科学技術をベースにした医療は、医学の「進歩」に大きく貢献しているが、即物的な医科学的衝動は反面多くの歪みや矛盾および問題をもたらしている。ポストモダンの哲学と東洋の哲学との相互批判的な交流が、新たな身体観や医の哲学に根差した医学の新たな可能性を呈示するであろう。

次に、以上の主題の要約に、副題（「浄化する魂」の軌跡）に沿った要約五点を加える。

一．古代ギリシャにおいて、「人間は宇宙の模写」であり、人体は魂の浄化のための、かつ宇宙の真理（数理と魂の不死）を証明するための存在（「汚体」）であるという、隠喩（神話）が生成した。

二．アリストテレスに至り、「浄化する魂」は、体内を自立し覚醒していく個物：プネウマとなり、医家のまなざしを介して解剖生理学的知見の誕生を促した。

三．近代ヨーロッパ合理・実証主義の発展するなか、化学医学派や生気論派の人たちは、物理医学派によって一旦は捨てられたプネウマ的魂を、密かに「自然治癒力」に潜ませ、積極的な生命概念（モナドー固有生命など）を形成させ、神経生理学的知見を誕生させた。

四．神経科学派の隆盛のなか再び用なしとなったプネウマは、ロマン派観念論の飛翔する精神を終の棲家とし、聖なる精神医学を誕生させた。

五．飛翔する精神に棲みついたプネウマ的魂は、ロマン派観念論の破綻および精神の即物化や現象化に伴い、未曾有の社会的精神のなかで浄化する魂に回帰し、個別の身体を超えて、民族、国家および集団の闘争精神となり、ロマン神話の凄惨な世界を降臨させた。


以上の要旨を踏まえ、以下著者の覚醒、了解および見解を六点に絞って述べておく。

①「人間は宇宙の模写」という直観的な認識は、「宇宙とは人間の理性的かつ実存的一般意識の投影」という反省的な認識を前提にしているという覚醒。
②魂とは、個にして個たらしめる、不可分にして無差別の、根源的生命のマグマと了解。
③神話（魂の浄化）と数理的論理（メタ科学）の共棲および共犯関係に陥らない、知性と智慧に

根ざした脱宗教的な（たとえば気や「いのち」の共生的紐帯に昇華された魂のごとき）覚醒。

④自然哲学を脱落しない、と同時に実体観念にも陥らない、身体的実存および空的実在（重き仮像）に基づいた、「世界史の哲学」および「医の哲学」の構築が要請されているという了解。

⑤東西思想の交わる身体観および医の哲学をベースに、方法としての唯物的医科学を堅持しつつ、なおも多次元的多様な心身の解釈のもとに、現代医学のホリスティックな再構成の可能性を探る必要があるという見解。

⑥現代医療再編については、社会的実存に根ざした「医療の社会化」と脱「医療化」のタイアップした、上下・縦横・内外なる幅広い政治、政策、運動の展開が問われているという見解。

なお表題に絡めて、最後に結語を添えるならば、それは、「医の哲学の世界史」における、「医」と「世界史」に交錯する、「共生紐帯」と「空的実在（重き仮象）」の、身体的かつ社会実存的覚醒および了解こそが、現代の思想、哲学および医療・医学の血や肉となり、未来への羅針盤となる、という信念の言葉で表現されうるであろう。

本書においてもさることながら、振り返ってみるならば、著者のこれまでの思想的営為は、究極には「医の哲学」に集約できるように思われる。そこには、たえず社会実存的な身体への覚醒が枢軸をなしており、一連の取捨選択の必然性があったとしても、歴史科学的必然性とかいった、実証的あるいは体系的な指向（嗜好）性にたいする特別な思い入れがあるわけではなかった。序章で述べた、著者の所論は推測的および主観的な見解にすぎないではないか、といった批判が予測の範囲にあったのも、それゆえでもある。ただ、そうであったとしても、そもそも書き手あるいは表現者自身が、自覚および無自覚を問わず、予め大きな歴史的かつ社会的な制約のなかで実存している、という事実を曲げることはできないという、そういう状況的な認識がある。「医」がはらむ「世界史」が、いわゆる西洋と東洋の文明に枠づけられていたとしても、医自体が常にその枠組を超える意味をはらんでいることにおいて、また著者自らが自らの身体をもってこの日本という社会に「企投」されて存在しているという現実性においても、そこに大きなテーマが課せられ、それゆえの必然性がある。しかしそのことを自覚するかどうかは、結局はその人自身の身体への社会実存的覚醒しだいであるという、ただそれだけのことである。ただ少なくとも、その覚醒の刻印され、「公」として集約された医療・医学の領域との関わりにおいては、その関わりが仮に偶然であったとしても、そこに自らの身体への社会実存的存在としての必然性を自覚することが要請されることは、肝に銘じておかねばならない。

ところで、ここでいう大きなテーマとは、繰り返し述べてきたように、東洋の文明と西洋の文明に翻弄された日本という特殊な歴史的な事情を背負った身体的実存が、その特殊性のなかで、西洋文明のドミナント化した、ある意味すでに不可逆的となった現代の世界および時代に向けて、いかに新たな医の哲学的提言を投げかけることができるか、という問いに応えることにある。本論はそのための試論でもあったが、グローバルな観点から「医の哲学」および「哲学の医」の意味を捉え返すことにより、結語で示した程度に、いくらかはその役目を果せたのではないかと思っている。もちろんこのテーマおよび課題には際限のない応答が要求される。それゆえにそこには、日々のたゆまぬ営為に賭ける思いと、何よりも柔軟にしてグローバルな見識が要請される。とはいえ、その見識および信念たるや、不幸にもかつての軍国主義的イデオロギーの枠組を供給するような心身論や有機体論に見る、むしろ負性をさらに深みに貶めてしまう、そのような危険地帯を踏み越えるほどの質的な強度をもつことは並大抵なことではない。残念ながら、現在この危険地帯に、著者のように社会的実存の地平から、あえて立ち入る思想家や哲学者は少なく、それゆえ著者の試みは今なお、マイナーなままである。

ただ、わたしの身体への社会実存的覚醒は、東西の強力にして貴重なテクスト群によっても支えられている。なかでもフォイエルバッハ＝マルクスの哲学、ウパニシャッド＝ブッダの思想、メルロ＝ポンティおよびフーコーの哲学、さらに永谷孝治の哲学や菅孝行の思想の、いずれのテクストも強力であった。日本の医療および医学関連のテクストに限定するならば、川上武や中川米造の医療論、とりわけ「手当ての医療」「医学は医療への学問的、技術的な援用」「トリアージュ triage」「代行」など、中川米造によるパロールやエクリチュールに負うところが大きい。ある意味、そのような貴重なこれまでの諸々のテクスト群が、「孤底」のわたしの魂と社会実存的覚醒を喚起し、その先の、およびその前後の、マイナーな哲学的可能性を引き出してくれたということができるであろう。

繰り返し述べてきたように、一貫して著者の論考は、いかなる学問的領域にも基盤にも収まりきらず、おおよそアカデミックな、あるいはまたジャーナリスティックな議論からはずれるような質や性格を有している。それゆえにそこにいくらかの「欠落」は覚悟しなければならないであろう。しかし同時にあえて、執拗だが、主観的、総花的、あるいは抽象的といった、自らの身体に織り成す社会的網目に対する被規定的自覚や覚醒の欠如した批判とは、はるか縁遠いことをも強調したい。意図したモチーフは、明晰である。世界史的な観点が社会的医の実存と交わる地点に「わたし」の現在があるからである。日々組織労働（医療）の現場で労働（医療）者として、あるいは消費（被医療）者として、さまざまな軋みのなかで自らが苦悩し思索する現在から、関連のテクストを読み直すという作業を通して、今最大限に言えることを、マイナーではあるが一つの可能なテクストに込めて、本論を構成した……のである。

著者の基本的な思想的スタンス、改めてその究極のテクストとは、絶対神や「浄化の魂」、またそこに巣くう伝統的イデオロギーやさまざまな権威ある実体や体系に対する判断中止や無化作用を促す「医の哲学の世界史」に根ざした空的還元過程においてある。したがって、著者は、なおも伝統的でステレオタイプの、狭隘化された医の哲学的解釈学や倫理学によっては現代組織医療（労働）のはらむいかなる矛盾および桎梏をも根本的に克服することはできないと了解する。

現代の哲学的地平において、たとえばポストモダンの哲学に見られる、無、無限、存在、身体および実存的倫理の思想が、無、空、心身一如、行の東洋の哲学に近接しあるいは由来しかつまた親和化しているということ。重要な点は、積極的にそのような通底する東西の思想を、社会実存的な覚醒に基づくラジカルな相互批判および検証を通して止揚していく、そのようなたゆまぬ空的還元過程において、そこに斬新な哲学や医学を創出していくべきであるということを強調したい。何よりも、わたしの今回の試みが、有意義な魂の昇華、融合および新生を促し、そのための、まさにオルター・ネイティブな可能性を切り開く一助になれば幸いと思っている。

負の相乗性や連鎖が常態化しつつあるヨーロッパ発の医療社会において、臨床医科学の発達、疾病の克服、医療技術の進歩という光の陰で、患者の実験化や生物的死のドミナント化が推し進められてきた。ゆゆしき事態は、むしろ負の淵源であるはずの浄化思想の、そのまさに生粋の末裔たる優生思想によって、その影が光へと転じうるかのごとき錯覚および幻想が人間の脳裏を支配したとき発生する。くしくもその幻想に翻弄された主体とは、科学によって「知性」を抜かれた「貧困の精神」に巣くう魂群ではなかったか。魂の背景にあるものは身体性、ゆえに個人性であり、民族性であり、国民性でもある。民族性および国民性である点では、魂は、正義と自立の抵抗の精神を共・燃焼させ活性化させるが、しかしおうおうにしてそこに混在する覇権の精神をも燃焼させ、容易に他者浄化の傲慢と独善へと転化する。そこでは身体性や個人性に由来する、「一寸の虫にも魂が宿る」真理にたいする配慮の欠如、すなわち他者への冷静な知性および智慧（いのち）を欠いた精神が、いのちの共生を圧殺する。

魂の新生は、自らの体質性、気質性、人格性、精神性、エロス性、生命性および社会性なる、そのいかなる属性をも喪失することのない、したがって決して独善性や「気の迷い」に陥ることのない、そのような共生なる自覚の地平において、すなわち身体や医の哲学の世界性においてはじめて開花しうることを肝に銘じておくべきであろう。予防、診断、治療、そして伝達の、いかなる医療上の目的および行為においても不可避となる身体への「侵犯」のなかで、果たしてそこに同伴する数々の負性を越えうる、はるかに高度かつ強度の信念を持って、より豊かな医療の総体を創造していくことができるかどうか。とりわけ医療者たるや、光差す魂の「彼岸」を目指す、そのための葛藤から目をそらせてはいけないのだ。

「刹那（瞬間のいのち）」、「張り詰めた時間（昂揚する魂）」「穏やかな時間（流れるいのち）」、そして生活の基盤（生命への保障）。この生（身体）の戯れに真摯になること……。それは、「カタルシス」（浄化・精神）とも「ディオニソス」（エロス・肉体）の、いずれの信仰にも陥らない空的覚醒においてこそ成就。

最後に、末筆ながら、当テクストの構成に至る筆者の拙い過程における、僭越ながら、れんが書房新社の鈴木誠氏の多大な支援にたいして、改めて心からの謝意を表したい。

二〇一一・七・二九

【主な参考（引用含む）文献】

・アリストテレス『形而上学（上）』（出隆訳、岩波文庫、2000）
・アリストテレス『形而上学（下）』（出隆訳、岩波文庫、2000）
・アントニオ・ネグリ『帝国をめぐる5つの講義』（小原・吉澤訳、青土社、2004）
・飯田精一『福祉を哲学する』（近代文芸社、1992）
・池上直己、J・C・キャンベル『日本の医療』（中公新書、1996）
・池上正治『気の不思議』（講談社現代新書、1991）
・池見酉次郎『セルフ・コントロールの医学』（日本放送出版協会、1984）
・石井厚『精神医学史ノート』（医学出版社、2006）
・石田秀実『中国医学思想』（東大出版会、1992）
・伊藤和洋『アーユルヴェーダ』（楽遊書房、1975）
・I・イリッチ『脱病院化社会』（金子訳、晶文社、1980）
・内野熊一郎・二宮臣『東洋哲学』（日本大学通信教育部）
・内田隆三『ミッシェル・フーコー』（講談社、1990）
・台弘『精神医学の思想』（筑摩書房、1972）
・エドワード・ショーター『精神医学の歴史』（木村訳、青土社、1999）

・川上武『医療と福祉』（勁草書房、１９７５）
・川上武・中川米造編『医療制度』（日本評論社、１９７２）
・川上武・中川米造編『医療保障』（日本評論社、１９７３）
・小川鼎三『医学の歴史』（中央公論社、１９６４）
・小俣和一郎『精神医学の歴史』（第三文明社、２００５）
・加我君孝・高本真一編『医の原点』（金原出版、２００２）
・柄谷行人『世界共和国へ』（岩波新書、２００６）
・河上利勝『いのちの医学史的考察』（メヂカルフレンド社、１９７５）
・菅孝行『関係としての身体』（れんが書房新社、１９８１）
・高坂正顕『西洋哲学史』（創元社、１９７７）
・小林利弘・荻原欒『西洋古代中世哲学史』（日本大学通信教育部、１９７６）
・小松秀樹『医療の限界』（新潮社、２００７）
・佐伯啓思『「欲望」と資本主義』（講談社、１９９３）
・坂井建雄『人体観の歴史』（岩波書店、２００８）
・桜沢如一『東洋医学の哲学』（日本ＣＩ、１９７４）
・定方晟『空と無我』（講談社現代新書、１９９０）
・Ｊ・オックマン『精神医学の歴史』（阿部訳、白水社、２００７）
・Ｊ・デリダ『エクリチュールと差異（上）』（若桑他訳、法政大学出版局、１９８４）
・Ｊ・デリダ『精神について』（港道隆訳、人文書院、１９９０）
・Ｊ・ラカン『ディスクール』（佐々木・市村訳、弘文堂、１９６０）

・J・ローレンス・プール『脳と神経の秘密』（松島善治訳、佑学社、１９７６）
・芝田進午他『医療労働の理論』（青木書店、１９７７）
・シャンタ・ゴーダガマヤ『アーユル・ヴェーダ ハンドブック』（上馬場他訳、日経ＢＰ社、１９９８）
・ジャン・イッポリット『マルクスとヘーゲル』（宇津木・田口訳、法政大学出版局、１９８３）
・ジル・ドゥルーズ、フェリックス・ガタリ『アンチ・オイディプス』（市倉宏祐訳、河出書房新社、１９８６）
・スーザン・ソンタグ『隠喩としての病』（富山訳、みすず書房、１９９２）
・鈴木晶『フロイト以後』（講談社、１９９２）
・スピノザ『エチカ（上）』（畠中訳、岩波文庫、１９７７）
・武田徹『「隔離」という病い』（講談社、１９９７）
・チャールズ・Ｃ・レマート、ガース・ギラン『ミッシェル・フーコー 社会理論と侵犯のみ』（滝本・曽根・柳・山本訳、日本エディタースクール出版部、１９９１）
・Ｃ・ノリス『ディコンストラクション』（荒木・富山訳、勁草書房、１９８５）
・Ｃ・Ｍ・カルバー、Ｂ・ガート『医学における哲学の効用』（北樹出版、１９８４）
・デカルト『方法序説』（小場瀬訳 角川文庫、１９６３）
・時実利彦『脳の話』（岩波新書、１９７８）
・得永幸子『「病い」の存在論』（地湧社、１９８４）
・屠文毅『「気」の医学ですべての病気を治す』（講談社、２００７）
・トーマス・ホッブス『リヴァイアサン』（永井・宗片訳、「世界の名著23」、中央公論社、１９７１）
・中川米造『医学の弁明』（誠信書房、１９６４）

・中川米造『医学をみる眼』（日本放送出版協会、1970）
・中川米造『医療的認識論の探求』（医療図書出版社、1976）
・中川米造『医療行為の論理』（医療図書出版社、1980）
・中川米造『医学の不確実性』（日本評論社、1996）
・中川米造編『病いの視座』（メディカ出版、1989）
・橋爪大三郎『はじめての構造主義』（講談社、1988）
・花崎皋平『生きる場の哲学』（岩波新書、1987）
・H・カチンス、S・A・カーク『精神疾患はつくられる』（高木・塚本訳、日本評論社、2002）
・ハンス・ドリーシュ『生気論の歴史と理論』（米本訳・解説、書籍工房早山、2007）
・日野秀逸『健康と医療の思想』（労働旬報社、1986）
・ヘーゲル『精神現象学序論』（世界の名著35、中央公論社、1967）
・ヘーゲル『哲学入門』（武市訳、岩波書店、1975）
・ヘーゲル『哲学史序論』（武市訳、岩波書店、1977）
・ベルグソン「創造的進化」（松浦訳、『世界大思想全集16』河出書房、1953）
・ペンフィールド『脳と心の正体』（塚田・山河訳、文化放送出版部、1977）
・保阪正康『大学医学部』（講談社、1994）
・宮本忍『医学思想史』Ⅰ～Ⅲ（勁草書房、1971～75）
・三輪正編『生命の哲学』（北樹出版社、1981）
・向井豊明『医療と医学の思想』（れんが書房新社、1993）
・向井豊明『新・世界史の哲学』（近代文藝社、1996）

・向井豊明『空的還元』（れんが書房新社、１９９９）
・ミシェル・フーコー『臨床医学の誕生』（神谷訳、みすず書房、１９９２）
・ミシェル・フーコー『狂気の歴史』（田村訳、新潮社、１９７５）
・ミシェル・フーコー『知への意志』（渡辺訳、新潮社、１９８７）
・メルロ＝ポンティ『知覚の現象学』（竹内芳郎他訳、みすず書房、１９７９）
・メルロ＝ポンティ『眼と精神』（滝浦・木田訳、みすず書房、１９８２）
・メルロ＝ポンティ他『自然の哲学』（菊川編訳、御茶ノ水書房、１９８１）
・『モーリス・メルロ＝ポンティ』（「現象学研究」特別号、せりか書房、１９７６）
・リチャード・ローティ『哲学と自然の鏡』（野家啓一監訳、産業図書、１９９３）
・レヴィナス『全体性と無限（上）』（熊野純彦訳、岩波文庫、２００５）
・レヴィナス『全体性と無限（下）』（熊野純彦訳、岩波文庫、２００６）
・鷲田清一『「聴く」ことの力』（ＴＢＳブリタニカ　２０００）
・鷲田清一『時代のきしみ』（ＴＢＳブリタニカ　２００２）
・和田秀樹『精神科医は信用できるか』（祥伝社、２００８）
・W・ヤンツアリク『ドイツ精神医学史』（大橋訳、創造出版、１９９６）
・Christopher Norris "TRUTH AND THE ETHICS OF CRITICISM", Manchester University Press, 1994
・Bertrand Russell "The problems of Philosophy", Oxford UniversityPress, 1980
・Fritjof Capura, "THE TAO OF PHYSICS", Shambhala, Berkeley, 1975
・D.W.Hamlyn "Metaphysics", Cambridge University Press, 1984

・Vincent Descombes "Modern French philosophy", Cambridge University Press, 1980
・Edited by John Sallis "Deconstruction and Philosophy: The Texts of Jacques Derrida", The University of Chicago Press, 1987
・G.D.Atkins "Reading Deconstruction/Deconstructive Reading", The University Press of Kentucky, 1983
・Toyoaki Mukai "PHILOSOPHY OF EDUCATION: Formulation of a New Idea for better Education", University of Santa Barbara, 2000

向井豊明（むかい・とよあき）

1950年生まれ。哲学者。サンタバーバラ大学大学院博士課程修了（ＵＳＡ）。哲学、医学、教育学専攻。

〈医療関係の主な職歴〉 能登総合病院、国立循環器病センター、東京清瀬医学技術専門学院（臨床生理学、医学概論、医療英語担当）を経て、現在、いすみ医療センター勤務（非常勤）。

〈筆歴〉 著書に『医療と医学の思想』『空的還元』（以上、れんが書房新社）、『新・世界史の哲学』（近代文藝社）、『人生に思いを寄せて――賢く、自由に生きるための教養とは』（文藝書房）、他に医療・教育関係論文など。

医の哲学の世界史――医学の生成：「浄化する魂」の軌跡

発行日＊2011年9月30日　初版発行

＊

著　者＊向井豊明

装　幀＊狭山トオル

発行者＊鈴木　誠

発行所＊㈱れんが書房新社

〒160-0008　東京都新宿区三栄町10　日鉄四谷コーポ106

TEL03-3358-7531　FAX03-3358-7532　振替00170-4-130349

印刷・製本＊三秀舎

 ＊ ISBN978-4-8462-0382-5　C0010

医療と医学の思想　向井豊明　B6判上製　2000円

空的還元　向井豊明　四六判上製　2200円

生のアート　クリシュナムルティ／ホスピス／シュタイナー／解放の神学　津田広志　四六判上製　2400円

学びのオルタナティヴ　障害をもつ市民の学習権保障の課題と展望　小林繁編著　四六判上製　2800円

地下の思考　存在からのJAMPより　福原修　四六判上製　2000円

知識論のための覚書　竹内成明　四六判上製　2200円

顔のない権力　コミュニケーションの政治学　竹内成明　四六判上製　2200円

身体性の幾何学Ⅰ　笛田宇一郎　四六判上製　2400円

歴史の道標から　日本的近代の思想的アポリア　栗原幸夫　四六判上製　2800円

〈戦後〉の思考　憲法・戦後補償　内田雅敏　四六判上製　1900円

＊表示価格は、本体価格です。